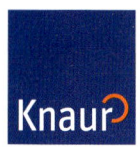

W0189887

Sven-David Müller-Nothmann

Vitamin-Ampel

🔴 Die wichtigsten
🟡 Vitamingehalte
🟢 auf einen Blick

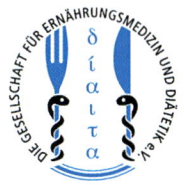

Empfohlen von der Gesellschaft für
Ernährungsmedizin und Diätetik e.V.

www.knaur-ratgeber.de

Inhalt

Liebe Leserinnen und Leser,

»lasst Eure Nahrungsmittel Eure Heilmittel sein und Eure Heilmittel Eure Nahrungsmittel«, sagte der griechische Arzt Hippokrates. Vitamine sind lebenswichtige Mikronährstoffe, die der Organismus mit Ausnahme von Vitamin D nicht selbst bilden kann. Schon in der ältesten medizinischen Aufzeichnung, dem Papyrus Ebers, ist nachzulesen, dass die Menschen bereits 1500 Jahre vor Christi Geburt wussten, dass Nachtblindheit durch den Verzehr von Leber zu verhindern ist. Der Grund: Leber ist reich an Vitamin A. Entdeckt wurde dieses Vitamin jedoch erst 3409 Jahre nach dieser Aufzeichnung.

Die Vitaminforschung ist noch lange nicht abgeschlossen, formulierte der renommierte Lehrstuhlinhaber für Humanernährung an der Friedrich-Schiller-Universität Jena, Professor Dr. Roland Bitsch im Jahre 2000. Derzeit sind 13 Vitamine und das Provitamin ß-Carotin bekannt. Trotz der Überfluss-Ernährung in den westlichen Industrieländern ist es um die Vitamin-Versorgung nicht optimal bestellt. Auch wenn die klassischen Mangelkrankheiten Skorbut, Beriberi und Rachitis hierzulande selten sind, führt die latente suboptimale Versorgung mit einigen Vitaminen zu gesundheitlichen Beeinträchtigungen. Die Deutsche Gesellschaft für Ernährung (DGE) stellt fest, dass die Versorgung der Bevölkerung mit Folsäure weit unterhalb der Empfehlung liegt. Senioren leiden laut DGE oftmals unter einer Vitamin-D-Unterversorgung und auch die Zufuhr an den Vitaminen E und Pantothensäure (Vitamin B_5) ist insgesamt unbefriedigend. Chronische Krankheiten und bestimmte Medikamente erhöhen den Vitaminbedarf. Eine gezielte Nahrungsergänzung mit spezifischen Vitaminen kann Mangelzustände ausgleichen. Die Vitamin-Ampel trägt zur Aufklärung über den Vitamingehalt von Lebensmitteln, Speisen und Fertigprodukten bei. Im Sinne einer ausgewogenen und gesundheitsförderlichen Ernährungsweise wünschen wir diesem Werk eine weite Verbreitung und allgemeine Akzeptanz.

Prof. Dr. med. Helmut Mann
Wissenschaftlicher Direktor der Ernährungsmedizin und Diätetik e.V.

Prof. Dr. rer. nat. Rudolf Schmitz
Präsident der Gesellschaft für Ernährungsmedizin und Diätetik e.V.

Liebe Leserinnen und Leser,

der Biochemiker Casimir Funk (1884 – 1967) prägte im Jahre 1912/13 den Begriff Vitamine. Vitamine liefern dem Körper keinerlei Energie und sind trotzdem lebensnotwendig. Ohne Vitamine können keine Prozesse im Körper ablaufen. Daher müssen wir sie täglich mit der Nahrung zuführen.

Obwohl die Nahrungsmittel heute ähnlich viele Vitamine enthalten, wie vor hunderten von Jahren, leiden viele Menschen unter Vitaminmangelerscheinungen. Das ist auf unsere Lebenszustände zurückzuführen. So essen beispielsweise nur 2 % der Menschen ausreichend Gemüse und Obst. Die Umweltbedingungen, die zu großem oxidativem Stress führen, erhöhen unseren Vitaminbedarf. Der oxidative Stress führt zur Bildung von freien Radikalen, die sogar Krebs hervorrufen können, da die Zellen geschädigt werden, sofern nicht ausreichend Antioxidantien zugeführt werden. Die industriell gefertigte Nahrung enthält jedoch zu wenige Vitamine, um diesen erhöhten Bedarf zu decken. Praktisch jeder Mensch gehört zu einer Risikogruppe für Vitaminmangel: Senioren, Kinder und Jugendliche, stillende und schwangere Frauen, Betroffene mit chronischen Erkrankungen oder nach überstandener Krankheit sowie Menschen, die regelmäßig Medikamente einnehmen oder ihren Organismus durch Crashdiäten, Abführmittel, Rauchen oder Alkohol belasten. Bei einem Vitaminmangel geht es jedoch nicht um alle, sondern vielmehr um einzelne Vitamine. Alle Menschen sollten sich im Sinne ihrer Gesundheit um eine ausgewogene Vitaminzufuhr bemühen. Die Vitamin-Ampel kann Ihnen dabei helfen.

Bei einigen Erkrankungen ist die Einnahme von zusätzlichen Vitaminen sinnvoll. So benötigen Diabetiker mehr Vitamin C, um ihren Stoffwechsel zu optimieren, während Menschen mit entzündlichen Krankheiten mehr Vitamin E benötigen. Gezielte Nahrungsergänzung ist weltweit allgemein wissenschaftlich akzeptiert. Hierbei ist jedoch auch die Qualität entscheidend. Qualitativ hochwertige Nahrungsergänzungsmittel haben Vitamine mit Depotwirkung, die chronologisch freigesetzt werden und sich nicht gegenseitig behindern. Eine gesunde Ernährungsweise kann wirkungsvoll durch eine zielgerichtete Einnahme von Vitaminen ergänzt werden. Ich wünsche Ihnen allzeit viel Gesundheit.

Sven-David Müller-Nothmann
Diätassistent, Diabetesberater DDG und TV-Moderator

Ohne Vitamine ist kein Leben möglich

Unsere Nahrungsmittel enthalten Energie liefernde Nährstoffe und kalorienfreie Wirkstoffe. Eiweiße (Proteine), Fette und Kohlenhydrate sind Nährstoffe. Vitamine, Mineralstoffe und sekundäre Pflanzenstoffe sind Wirkstoffe. Diese werden auch als Vitalstoffe oder Mikronährstoffe bezeichnet. Obwohl sie kalorienfrei sind, haben sie lebenswichtige Funktionen. So gibt es in unserem Körper kaum einen Stoffwechselablauf, an dem nicht Vitamine beteiligt sind.

Über 100 000 Stoffwechselprozesse im menschlichen Organismus sind vitaminabhängig. Dazu gehören:

– die Immunfunktion (Vitamin A, C, B-Vitamine),

– der Energie-, Gehirn- und Nervenstoffwechsel (Vitamin C, B-Vitamine),

– die Zellteilung und der Hormonhaushalt (Vitamin A, C, D),

– die Entgiftung schädlicher Stoffwechselprodukte wie Homocystein (Folsäure, B_6, B_{12}),

– der Knochenstoffwechsel (Vitamin D, K, C),

– die Blutgerinnung (Vitamin K) sowie

– das antioxidative Zellschutzsystem, welches unsere Körperzellen vor dem Angriff freier Radikale schützt (Vitamin C, E und ß-Carotin).

Da bis auf Vitamin D keines der Vitamine vom Körper selbst gebildet werden kann, müssen sie regelmäßig mit der Nahrung zugeführt werden. Für den reibungslosen Ablauf unseres Stoffwechsels, für unsere Gesundheit und Fitness benötigen wir alle 13 Vitamine und das Provitamin ß-Carotin. Nur ein vielseitiger und abwechslungsreicher Speiseplan mit viel frischem Gemüse und Obst, Vollkornprodukten, Hülsenfrüchten, Milchprodukten sowie ein- bis zweimal pro Woche Fleisch und Seefisch garantiert eine gute Versorgung mit allen Vitaminen. Anders als die fettlöslichen werden die wasserlöslichen Vitamine nicht im Körper gespeichert. Der Vorteil ist, dass es i. d. R. nicht zu Überdosierungen kommt, weil das überschüssige Vitamin mit dem Urin ausgeschieden wird. Der Nachteil ist, dass die wasserlöslichen Vitamine wegen der fehlenden Speichermöglichkeit (z. B. im Fettgewebe) einer steten Zufuhr bedürfen.

Woher stammt der Begriff Vitamin?

Der Name »Vitamin« stammt aus dem lateinischen und setzt sich aus den Wörtern »Vita« (das Leben) und »Amin« (Stickstoffverbindung) zusammen. Der polnische Chemiker Casimir

Funk hatte diesen Begriff erstmals im Jahre 1912 geprägt, als er den Thiamin (Vitamin B_1) aus Reiskleie isolierte, der die Heilung der Mangelerkrankung Beriberi ermöglichte. Seitdem ist Vitamin ein Oberbegriff für organische Verbindungen, die für den Menschen essentiell. Allerdings sind nicht alle Vitamine Stickstoffverbindungen. Wie heute bekannt ist, sind Vitamine chemisch gesehen sehr verschieden. In der Ernährungswissenschaft werden Vitamine in fettlösliche und wasserlösliche Vitamine eingeteilt. Für den Menschen ist wichtig, dass fettlösliche Vitamine nur in Gegenwart von Fett und wasserlösliche nur in Gegenwart von Wasser aufgenommen werden können.

Einteilung der Vitamine

Fettlösliche Vitamine	Wasserlösliche Vitamine
Vitamin A (Retinol) – Provitamin A, ß-Carotin	Vitamin B_1 (Thiamin)
Vitamin D (Calciferole)	Vitamin B_2 (Riboflavin)
Vitamin E (Tocopherole)	Vitamin B_3 (Niacin)
Vitamin K (Phyllochinone)	Vitamin B_5 (Pantothensäure)
	Vitamin B_6 (Pyridoxin)
	Vitamin B_{12} (Cobalamin)
	Biotin
	Folsäure
	Vitamin C (Ascorbinsäure)

Die Vitamine im Einzelnen

Im Folgenden finden Sie alle Vitamine in ihren Funktionen erklärt sowie typische Mangelsymptome und ergiebige Vitaminquellen.

Vitamin A – Das Augenvitamin

Vitamin A (Retinol) kommt in der Natur in zwei Hauptformen vor: als Retinol, das rein tierischen Ursprungs ist, und in Form von bestimmten Carotinoiden (Provitaminen), die nur aus Pflanzen stammen. Viele Früchte und Gemüse enthalten Carotinoide, die ihnen eine gelbe oder orange Färbung (z. B. der Möhre) verleihen. Das am weitesten verbreitete und am besten bekannte Carotinoid ist das ß-Carotin – eine Vorstufe des Vitamin A und wird daher auch »Provitamin A« genannt. Vitamin A ist für das Dämmerungssehen mitverantwortlich und ein unverzichtbarer Faktor für die Zellteilung und Wachstumsprozesse. Dazu zählen etwa der Aufbau und die Erneuerung von Haut und Schleimhäuten.

Häufig bei einem Mangel ist eine erhöhte Empfindlichkeit der Augen gegenüber Hell-Dunkel-Reizen. Die Augen sind zudem gerötet und trocken.

Vitamin-A-Quellen

Besonders reich an Vitamin A sind z. B. Leber, Möhren, Fenchel, Grünkohl und Spinat. Vitamin A ist fettlöslich. Das bedeutet, unser Körper kann es nur in Verbindung mit Fett nutzen. Wer Möhren am liebsten roh mag, sollte von Zeit zu Zeit einige Tropfen Öl oder etwas Butter hinzufügen. Ein Brot mit Käse (fetthaltig) und Möhrenraspeln hat die gleiche Wirkung.

Vitamin D – Der Knochenhärter

Vitamin D ist die Sammelbezeichnung für eine Gruppe fettlöslicher Vitamine, die sowohl im eigenen Körper durch Einwirkung von UV-Strahlen der Sonne gebildet als auch mit der Nahrung aufgenommen werde. Vitamin D spielt besonders im Kalziumstoffwechsel eine große Rolle, indem es die Kalziumaufnahme und Mineralisation der Knochen fördert. Daher ist es besonders wichtig für gesunde Knochen und Zähne. Vor allem Babys und Frauen in der Menopause haben einen erhöhten Vitamin-D-Bedarf. Babys benötigen es zur Stärkung ihrer Knochen. Bei

Frauen in den Wechseljahren ist durch den erniedrigten Östrogenspiegel das Risiko für Osteoporose (Knochenerweichung) erhöht.

Mangelsymptome

Bei einem Mangel sind die Knochen der Betroffenen weich und brüchig. Auch kann es zu Verformungen an Rumpf und Beinen kommen. Die Haut ist trocken und neigt zu Hautausschlägen.

Vitamin-D-Quellen

Besonders reich an Vitamin D sind z. B. Lebertran, Eier, Fisch, Kalbfleisch, Innereien und Pilze.

Vitamin E – Das Zellschutzvitamin

Unter der Bezeichnung Vitamin E sind acht in der Natur vorkommende Substanzen zusammengefasst. Vier von ihnen sind so genannte Tocopherole, die anderen vier Tocotrienole. Vitamin E ist das wichtigste fettlösliche Antioxidans unseres Körpers und deshalb in jeder Zellmembran vertreten. Dort schützt es vor allem die mehrfach ungesättigten Fettsäuren, die sonst durch freie Radikale in einer gefährlichen Kettenreaktion vollständig zerstört würden. Als Radikalfänger legt Vitamin E schützend die Hand über Blutzellen und Organe, über das Gehirn, das Herz, die Leber und die Muskulatur. Vitamin E wird inzwischen als supplement in großem Umfang neben Omega-3-Fettsäuren zur Behandlung rheumatischer Erkrankungen begleitend eingesetzt.

Mangelsymptome

Bei einem Mangel wird bei der Blutuntersuchung eine hohe Anzahl an freien Radikalen festgestellt. Die Haut ist zudem welk und trocken. Es bilden sich vermehrt Altersflecken.

Vitamin-E-Quellen

Gute Vitamin-E-Quellen sind z. B. pflanzliche Öle aus Weizenkeimen, Sonnenblumenkernen oder Raps, Samen, Nüsse, Sojabohnen und Schwarzwurzeln.

Vitamin K – Das Blutgerinnungsvitamin

Das fettlösliche Vitamin kommt in zahlreichen verschiedenen Formen vor. Vitamin K_1 ist natürlicherweise in Pflanzen enthalten. Vitamin K_2, das etwa 75 % des Potentials von K_1 aufweist, wird im Dickdarm des Menschen durch Bakterien gebildet. Vitamin K_3 (Menadion) und Vitamin K_4 sind synthetische Verbindungen, die im Gastrointestinaltrakt in bioverfügbare Vitamin-K-Verbindungen umgewandelt werden können. Vitamin K spielt eine entscheidende Rolle im System der Blutgerinnung, da es zur Bildung der Gerinnungsfaktoren gebildet wird. Ebenso ist es

Empfohlene Tageswerte für fettlösliche Vitamine

Alter	Vitamin A (mg-Äquiv./d)		Vitamin D (µg/d)		Vitamin E (mg-Äquiv./d)		Vitamin K (µg/d)	
	m	w	m	w	m	w	m	w
0 bis 4 Monate	0,5		10		3	3	4	
4 bis 12 Monate	0,6		10		4	4	10	
1 bis unter 4 Jahre	0,6		5		6	5	15	
4 bis unter 7 Jahre	0,7		5		8	8	20	
7 bis unter 10 Jahre	0,8		5		10	9	30	
10 bis unter 13 Jahre	0,9		5		13	11	40	
13 bis unter 15 Jahre	1,1	1,0	5		14	12	50	
15 bis unter 19 Jahre	1,1	0,9	5		15	12	70	60
19 bis unter 25 Jahre	1,0	0,8	5		15	12	70	60
25 bis unter 51 Jahre	1,0	0,8	5		14	12	70	60
51 bis unter 65 Jahre	1,0	0,8	5		13	12	80	65
65 Jahre und älter	1,0	0,8	10		12	11	80	65
Schwangere	–	1,1	–	5	–	13	–	60
Stillende	–	1,5	–	5	–	17	–	60

Quelle: Referenzwerte für die Nährstoffzufuhr, Umschau 2000

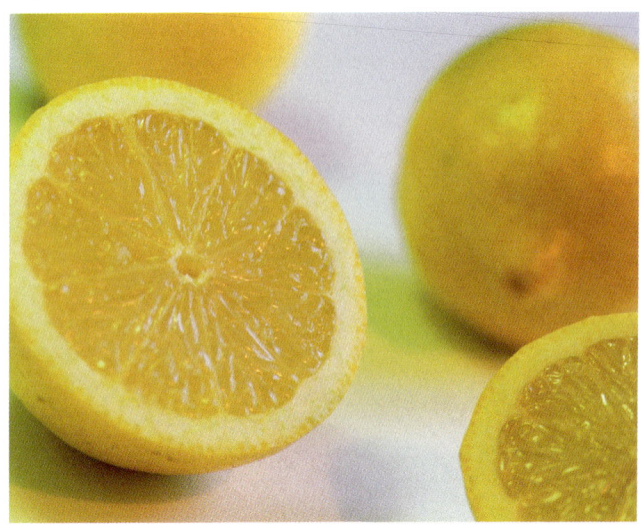

Viele Obstsorten sind besonders gute Vitamin-Lieferanten

wichtig für die Gesundheit der Knochen. Im Rahmen der Osteoporosetherapie wird es neben Fluorid, Kalzium und Vitamin D empfohlen.

Mangelsymptome

Ein Mangel zeigt sich durch häufiges Nasenbluten. Zudem ist die Blutgerinnung bei Verletzungen verlängert.

Vitamin-K-Quellen

Die beste Nahrungsquelle für Vitamin K sind grüne Blattgemüse wie Spinat, Broccoli, Kohl (insbesondere Sauerkraut) und Kopfsalat. Andere gute Quellen sind Rinderleber, Fleisch, Sojabohnen und grüner Tee.

Vitamin B$_1$ – Das Nervenvitamin

Vitamin B$_1$ (Thiamin) verbessert die Funktion des Blutkreislaufs, hilft bei der Blutbildung, ist für den Kohlenhydrat-Stoffwechsel unentbehrlich und verbessert darüber hinaus die Konzentrationsfähigkeit und Gedächtnisleistung sowie die Funktion des Nervensystems. Es schützt auch vor körperlichen und geistigen Abbauvorgängen und hilft dabei fit zu bleiben: Vitamin B$_1$ neutralisiert schädliche Zellstoffwechselprodukte (»freie Radikale«), ist antioxidativ und bekämpft Stresseffekte, die durch Rauchen oder vermehrten Alkoholkonsum verursacht werden. Mit nur vier bis zehn Tagen ist die Speicherkapazität unseres Körpers für Vitamin B_1 niedriger als für alle anderen Vitamine. Einseitige Ernährungsgewohnheiten und vor allem chronischer übermäßiger Alkoholkonsum können einen Thiaminmangel verursachen.

Betroffene mit einem Mangel fühlen sich antriebslos oder sind leicht reizbar. Sehr häufig wird auch erhöhte Müdigkeit und Konzentrationsschwäche beobachtet. Viele leiden zudem an Muskelschwäche oder -krämpfen.

Vitamin-B_1-Quellen
Thiamin ist reichlich in Muskelfleisch, Innereien, einigen Fischarten (Scholle und Thunfisch) und Vollkornerzeugnissen (Haferflocken) sowie Hülsenfrüchten enthalten. Vitamin B_1 ist sehr empfindlich gegen Hitze, Sauerstoff und UV-Strahlung. Da es wasserlöslich ist, gehen mindestens 25 % beim Kochen verloren.

Vitamin B_2 – Der Energizer
Vitamin B_2 (Riboflavin) ist für fast alle wichtige Stoffwechselprozesse des Körpers von Bedeutung und wird für die Bildung roter Blutkörperchen, die Antikörper-Produktion des Abwehrsystems, die Zellatmung und das Wachstum benötigt. Vitamin B_2 macht müde Augen wieder fit und kann gegen Starerkrankungen am

Auge vorbeugend wirksam sein. Auch am Stoffwechsel der Kohlenhydrate, Fette und Eiweiße ist Vitamin B_2 beteiligt.

Mangelsymptome
Typisch für einen Mangel sind schmerzhafte Spalten und Risse an den Mundwinkeln und eine violett gefärbte Zunge. Bei Blutuntersuchungen wird häufig eine geringe Anzahl an roten Blutkörperchen festgestellt, was eine erhöhte Müdigkeit erklärt.

Vitamin-B_2-Quellen
Besonders reichlich kommt Vitamin B_2 z. B. in Milch und Milchprodukten, Muskelfleisch, Fisch, Eiern und Vollkornprodukten vor.

Vitamin B_3 – Der Lipidsenker
Vitamin B_3 (Niacin) ist für die Gesundheit der Haut von großer Bedeutung: Niacin regelt den Feuchtigkeitsgehalt der Haut und unterstützt die Kollagenbildung.
Die Spannkraft und Elastizität der Haut ist wesentlich von der ungestörten Kollagenbildung abhängig. Die Rolle, die Niacin für den Fettstoffwechsel spielt, ist am besten wissenschaftlich untersucht. Es ist bekannt, dass Niacin den Fettstoffwechsel günstig beeinflusst und vor allem das HDL-Cholesterin erhöhen kann. Das HDL-Cholesterin wird auch als gutes Cholesterin bezeichnet.

Bei einem Mangel ist die Haut besonders empfindlich gegenüber Sonnenlicht. Sie ist gerötet, rissig und schuppt. Häufig leiden Betroffene auch unter Unruhezuständen und depressiven Verstimmungen.

Niacin geht beim Kochen und erhitzen nicht verloren und ist relativ stabil.

Gute Lieferanten für Vitamin B_3 sind z. B. Innereien, Fisch, Milch, Eier, Kartoffeln und Backwaren.

Vitamin B_5 – Der Wundheiler

Vitamin B_5 (Pantothensäure) ist wichtig für den Auf- und Abbau von Fetten, Kohlenhydraten und Eiweißen in allen Geweben. Dass Pantothensäure auch unter dem Begriff »Anti-Stress-Vitamin« bekannt ist, hat damit zu tun, dass sie für die Nervenaktivität und die Produktion von Hormonen (Nebennierenrinden-Hormone), die Reaktionen auf Gefühle und körperlichen Stress steuern, große Bedeutung besitzt. Darüber hinaus verbessert Pantothensäure die Regenerationsfähigkeit der Haut, etwa nach einem Sonnenbrand oder kleinen Verletzungen.
Die bekannten Risikogruppen für eine Unterversorgung an Pantothensäure sind Suchtkranke, Diabetiker,

Sportler und Schwerarbeiter sowie Menschen, die sich durch häufige, einseitige Diäten (Crashdiäten, Fasten) ernähren.

Mangelerscheinungen äußern sich eher unspezifisch, z. B. durch Kopfschmerzen, Müdigkeit und Magen-Darm-Störungen. Eine typische Erscheinung sind brennende und stechende Schmerzen in den Füßen. Ein Vitamin-B_5-Mangel tritt jedoch nie isoliert, sondern immer gemeinsam mit einem Mangel an anderen B-Vitaminen auf.

Vitamin B_5 kommt besonders reichlich in Leber, Fisch, Milch, Vollkornprodukten und Hülsenfrüchten vor.

Vitamin B_6 – Der Proteinmanager

Besonders wichtig ist Vitamin B_6 (Pyridoxin) für die Bildung von Botenstoffen im Gehirn, die so genannten Neurotransmitter. Dazu gehört z. B. Serotonin, das für Glücksempfindungen eine große Rolle spielt und offensichtlich unsere Gefühlslage positiv beeinflusst. Die einzelnen B-Vitamine sind aufeinander angewiesen und ergänzen sich in ihrer Wirkung optimal. Insbesondere Vitamin B_2, Vitamin B_6 und Vitamin B_3 arbeiten eng zusammen. Mangelt es an einem dieser Vitamine, ist auch die Aktivität der anderen Vitamine vermindert. Da Vitamin B_6 ein wichtiger Bestandteil des Eiweißstoffwechsels ist, profitiert davon insbesondere die Muskulatur. Außerdem stärkt es das Immunsystem und fördert die Produktion von Antikörpern. Vitamin B_6 wird auch im Rahmen von Anti-Aging-Maßnahmen eingesetzt, um vorzeitigen Abbauprozessen mit fortschreitendem Lebensalter vorzubeugen. Frauen, die die Pille einnehmen, sowie Schwangere und Stillende haben einen erhöhten Bedarf.

Mangelsymptome

Bei einem Mangel leiden die Betroffenen vermehrt an Schlaflosigkeit, depressiven Verstimmungen, Konzentrations- und Verdauungsstörungen. Äußerlich macht sich der Mangel an schuppiger Haut und Haarproblemen bemerkbar.

Vitamin-B_6-Quellen

Gute Lieferanten für Vitamin B_6 sind z. B. Hühnerfleisch, Kartoffeln, Bananen und Vollkornprodukte.

Vitamin B_{12} – Ein wichtiger Stoffwechselhelfer

Vitamin B_{12} ist ein Coenzym, das für die Produktion roter Blutkörperchen im Knochenmark eine außerordentlich große Rolle spielt. Auch der Blutbestandteil Eisen kann ohne die Mithilfe von Vitamin B_{12} nicht ausreichend in die roten Blutkörperchen eingebaut werden. An der Produktion von Eiweißstoffen und am Stoffwechsel von Kohlenhydraten und Fett ist Vitamin B_{12} gleichfalls wesentlich beteiligt.
Zu den Risikogruppen, die einen erhöhten Vitamin-B_{12}-Bedarf haben, zählen u. a. Menschen mit chronischer Gastritis, ältere Menschen (über 60 Jahre) sowie HIV-Positive.

Mangelsymptome

Fehlt Vitamin B_{12} kommt es zur Blutarmut (Anämie), insbesondere zur so genannten perniziösen Anämie mit Hautblässe, chronischer Müdigkeit und depressiver Verstimmung.

Vitamin-B_{12}-Quellen

In der Ernährung wird Vitamin B_{12} vorwiegend mit tierischen Nahrungsmitteln, insbesondere Innereien (Leber, Niere, Herz, Hirn) aufgenommen. Andere ergiebige Quellen sind Fisch, Eier und Milchprodukte. In Lebensmitteln pflanzlichen Ursprungs fehlt Vitamin B_{12} weitgehend. Daher ist die Versorgung bei Vegetariern oftmals unzureichend.

Biotin – Das Hautvitamin

Biotin ist (wie einige andere B-Vitamine auch) für den Stoffwechsel von Kohlenhydraten, Fett und Eiweiß sowie die allgemeine Energiegewinnung im Körper erforderlich. Haut und Haare müssen sich ständig erneuern. Dazu ist unbedingt Biotin notwendig, da es eine wichtige Rolle für die Zellteilung spielt. Biotin stimuliert die Erneuerung der obersten Hautzellen und beeinflusst das Wachstum und die Qualität von Haaren und Nägeln günstig.

Mangelsymptome

Brüchige Fingernägel und dünne ausfallende Haare sind oft auf eine Unterversorgung zurückzuführen.

Biotin-Quellen

Biotin kommt reichlich z. B. in Leber, Sojabohnen, Eigelb, Nüssen, Haferflocken und Linsen vor.

Folsäure – Das »Grüne-Blatt-Vitamin«

Folsäure wirkt als Co-Faktor in zahlreichen essentiellen Stoffwechselreaktionen. Sie spielt eine bedeutende Rolle im Metabolismus der Aminosäuren, den Bausteinen der Proteine. Ebenso ist sie an der Synthese von Nukleinsäuren, den Trägern der genetischen Information in der Zelle, wie auch an der Blutzellbildung und einigen Bestandteilen des Nervengewebes beteiligt. Folsäure ist daher essenziell für ein normales Wachstum und die optimale Funktion des Knochenmarks und des Nervensystems. Folsäure hat außerdem in der Herz-Kreislauf-Prophylaxe eine Schlüsselrolle. Es ist in der Lage, den Homocystein-Spiegel im Blut zu senken. Zu viel Homocystein ist ein Risikofaktor für Herzinfarkt oder für plötzlichen Herztod. Schließlich ist Folsäure besonders wichtig für die Entwicklung des ungeborenen Kindes in der Schwangerschaft.

Mangelsymptome

Aufschluss über einen Mangel kann hier das Blutbild geben, wenn der Homocysteinwert im Blut bei über 10qmol/l liegt. Missbildungen bei Kindern und Früh- oder Fehlgeburten können auf einen Folsäure-Mangel zurückgeführt werden.

Folsäure-Quellen

Der Begriff Folium bedeutet »das grüne Blatt« – grünblättriges Gemüse ist besonders reich an Folsäure. Daneben kommt es auch häufig in Leber, Eigelb und Weizenkeimen vor.

Vitamin C – Der Immunbooster

Vitamin C ist das wichtigste wasserlösliche und antioxidative Vitamin. Vitamin C schützt Folsäure und Vitamin E vor der Oxidation im Körper. Vitamin C ist wichtig für den Cholesterinabbau in der Leber und für die Ausscheidung von Arzneistoffen und Chemikalien. Daneben kann es die

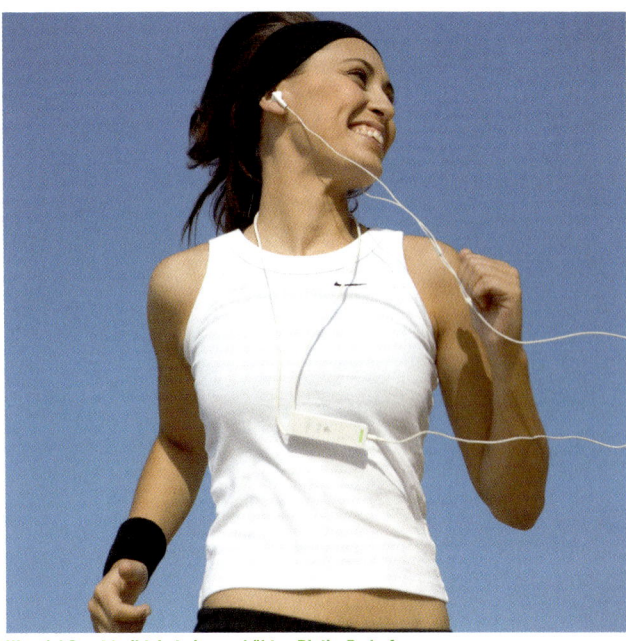

Wer viel Sport treibt, hat einen erhöhten Biotin-Bedarf

toxischen Wirkungen einer Schwermetallbelastung, insbesondere von Blei und Cadmium, verringern. Vitamin C verbessert die Eisenresorption und fördert die Hormonproduktion der Schilddrüse und der Nebennieren, die bei Stress vermehrt ausgeschüttet werden. Die Kollagenproduktion im Bindegewebe ist gleichfalls nur mit Vitamin C möglich. Es konnte gezeigt werden, dass höhere Dosen von Vitamin C durch Einwirkung auf die zelluläre Immunfunktion bei Erkältungskrankheiten und Infektionen gute Dienste leisten. Einen erhöhten Vitamin-C-Bedarf haben z. B. Raucher, stressgeplagte Menschen, Diabetiker, Allergiker und Rheumatiker.

Mangelsymptome
Typisch für einen Mangel ist eine erhöhte Infektanfälligkeit, häufiges Zahnfleischbluten sowie -entzündungen und eine erhöhte Neigung zu Allergien (z. B. Heuschnupfen).

Vitamin-C-Quellen
Gute Lieferanten für Vitamin C sind z. B. Sanddorn, Paprika, Broccoli, Kiwi, Orangen und Kartoffeln (gekocht mit Schale).

Empfohlene Tageswerte für wasserlösliche Vitamine

Alter	Vitamin B$_1$ (mg/d) m	w	Vitamin B$_2$ (mg/d) m	w	Vitamin B$_3$ (mg-Äquiv./d) m	w	Vitamin B$_6$ (mg/d) m	w	Biotin (µg/d) m	w
0 bis 4 Monate	0,2		0,3		2		0,1		5	
4 bis 12 Monate	0,4		0,4		5		0,3		5–10	
1 bis unter 4 Jahre	0,6		0,7		7		0,4		10–15	
4 bis unter 7 Jahre	0,8		0,9		10		0,5		10–15	
7 bis unter 10 Jahre	1,0		1,1		12		0,7		15–20	
10 bis unter 13 Jahre	1,2	1,0	1,4	1,2	15	13	1,0		20–30	
13 bis unter 15 Jahre	1,4	1,1	1,6	1,3	18	15	1,4		25–35	
15 bis unter 19 Jahre	1,3	1,0	1,5	1,2	17	13	1,6	1,2	30–60	
19 bis unter 25 Jahre	1,3	1,0	1,5	1,2	17	13	1,5	1,2	30–60	
25 bis unter 51 Jahre	1,2	1,0	1,4	1,2	16	13	1,5	1,2	30–60	
51 bis unter 65 Jahre	1,1	1,0	1,3	1,2	15	13	1,5	1,2	30–60	
65 Jahre und älter	1,0	1,0	1,2	1,2	13	13	1,4	1,2	30–60	
Schwangere	–	1,2	–	1,5	–	15	–	1,9	30–60	
Stillende	–	1,4	–	1,6	–	17	–	1,9	30–60	

Alter	Folsäure (µg-Äquiv./d) m	w	Vitamin B$_5$ (mg/d) m	w	Vitamin B$_{12}$ (µg/d) m	w	Vitamin C (mg/d) m	w
0 bis 4 Monate	60		2		0,4		50	
4 bis 12 Monate	80		3		0,8		55	
1 bis unter 4 Jahre	200		4		1,0		60	
4 bis unter 7 Jahre	300		4		1,5		70	
7 bis unter 10 Jahre	300		5		1,8		80	
10 bis unter 13 Jahre	400		5		2,0		90	
13 bis unter 65 Jahre und älter	400		6		3,0		100	
Schwangere	–	600	–	6	–	3,5	–	110
Stillende	–	600	–	6	–	4,0	–	150

Quelle: Referenzwerte für die Nährstoffzufuhr, Umschau 2000

Vitaminmangel

Bei Mangel an nur einem Vitamin kommt es bereits zu zahlreichen Störungen im Stoffwechsel. Ein Vitaminmangel ist nicht nur die Folge einer unzureichenden Zufuhr mit Nahrung, sondern kann auch durch einen erhöhten Bedarf entstehen. Das ist dann der Fall, wenn beispielsweise aufgrund von Krankheiten oder durch Wechselwirkungen mit Medikamenten keine optimale Resorption der zugeführten Vitamine erfolgen kann. In Deutschland kommt es bei praktisch allen Menschen zu einem mehr oder minder stark ausgeprägten Mangel an einem oder mehreren Vitaminen.

Was tun bei Vitaminmangel?

Wenn Sie einen Vitaminmangel vermuten, sollten Sie auf jeden Fall zu einem Arzt gehen, bevor Sie überlegen, welche Vitamine Sie nun zusätzlich zuführen sollten. Ihr Arzt kann Ihnen dann auch spezielle Produkte empfehlen. Bei Nahrungsergänzungsmitteln spielt nämlich auch die Qualität eine große Rolle.

Wer gehört zu den Risikogruppen?

Bei verschiedenen Personengruppen besteht das Risiko einer unzureichenden Vitaminversorgung. Dies hängt zum einen mit ihren Lebensgewohnheiten zusammen, denn beispielsweise Rauchen bewirkt einen erhöhten Bedarf an Vitaminen. Ebenso hat eine Schwangerschaft einen veränderten Nährstoffbedarf zur Folge. Zudem spielen die Speicherreserven des Körpers eine Rolle, da Personen mit einem geringen Speicher (z. B. Kinder) bei Erkrankungen nicht genügend Reserven haben, um einen Mangel auszugleichen. Eine Zusammenstellung dieser Personengruppen zeigt die folgende Tabelle.

Wann sind Vitamin-Supplemente sinnvoll?

Der Einsatz von Vitamin-Supplementen kann aus zwei unterschiedlichen Gründen notwendig sein. Auf der einen Seite ist der Ausgleich eines vorhandenen Vitaminmangels möglich. Daneben gibt es aber auch eine prophylaktische und therapeutische Einsatzmöglichkeit von Vitaminen. In diesem Fall werden mit Hilfe von Vitaminen pharmakologische Wirkungen erzielt. Das ist insbesondere gegeben, wenn Präparate ausgewählt werden, die eine optimale Freisetzung durch einen Depoteffekt erzielen. Bei Kombinationspräparaten ist darauf zu achten, dass sich die enthaltenen Mikronährstoffe nicht gegenseitig bei der Aufnahme behindern oder blockieren. Durch eine chronologische Freisetzung ist das ausgeschlossen. Lassen Sie sich bei der Wahl für ein Nahrungsergänzungsmittel am besten von Ihrem Arzt oder Apotheker beraten.

Was sind Vitaminoide?

Neben den Vitaminen gibt es noch vitaminähnliche Substanzen, die als Vitaminoide bezeichnet werden. Der Unterschied zum Vitamin besteht darin, dass der Körper eine begrenzte Menge an Vitaminoiden auch selbst herstellen kann und den fehlenden Teil über die Nahrung aufnimmt. Zu diesen vitaminähnlichen Substanzen zählen u. a. das L-Carnitin, die Alpha-Liponsäure, das ß-Carotin und das Coenzym Q_{10}. Da ß-Carotin die Vorstufe von Vitamin A ist, finden Sie dazu Werte in der Tabelle.

Bisher gibt es keine Zufuhrempfehlungen für diese Substanzen, da bei einem gesunden Körper keine Mangelerscheinungen entstehen können. Bei extremer Belastung durch Stress oder Sport werden die Reserven von Vitaminoiden jedoch stark beansprucht. Die Mangelerscheinungen sind jedoch eher unspezifisch und können nicht eindeutig zugeordnet werden.

Wie Sie die Tabelle nutzen können

Dieses Buch gibt Ihnen einen Überblick über mehr als 1300 Lebensmittel, Getränke, Speisen und Fertigprodukte. Aufgebaut von A bis Z, können Sie alle Nahrungsmittel wie in einem Lexikon schnell nachschlagen.

Diese Nährwerte finden Sie in der Ampel

Die Vitamin-Ampel ist sehr alltagstauglich, da die Lebensmittel in Ihren üblicherweise aufgenommenen **Portionen** ernährungswissenschaftlich bewertet sind. Das erspart Ihnen mühsames Umrechnen und Abwiegen.

Ein »Muss« in jeder Lebensmitteltabelle ist natürlich der **Kaloriengehalt** (kcal), da er für die meisten Menschen ein konkreter Parameter ist. Der Wert für die Kalorien bezieht sich in dieser Tabelle ebenfalls auf die (verzehrs-)üblichen Portionsgrößen und nicht auf einen abstrakten Wert wie beispielsweise 100 Gramm.

Für über 1300 Lebensmittel folgen danach die Gehalte der 13 Vitamine, zuerst die fettlöslichen, dann die wasserlöslichen.

Fettlösliche Vitamine

Zu den fettlöslichen Vitaminen zählen Vitamin A und seine Vorstufe ß-Carotin, Vitamin D, Vitamin E sowie Vitamin K. Fettlösliche Vitamine können im Körper gespeichert werden. Sie sind vorwiegend in fetthaltigen Lebensmitteln zu finden, aber auch in Obst und Gemüse beispielsweise als ß-Carotin. Resorbiert werden können diese Vitamine nur, wenn gleichzeitig Fett verzehrt wird.

Wasserlösliche Vitamine

Zu den wasserlöslichen Vitaminen, die im Körper nicht gespeichert werden können, zählen vor allem die so genannten B-Vitamine und Vitamin C. Die Versorgung mit den meisten wasserlöslichen Vitaminen ist eigentlich kein Problem – vor allem Schwangere sollten aber aufpassen, dass sie ausreichend Folsäure zu sich nehmen.

Ampel auf Grün: Die Top 100

In der folgenden Tabelle finden Sie einige grün gedruckte Zahlen – pro Vitamin immer insgesamt 100. Die grünen Werte zeigen Ihnen für das jeweilige Vitamin die 100 besten Lieferanten an. **Wichtig:** Die Auswahl der Top 100 erfolgte nach der Nährstoffdichte (die Menge von dem jeweiligen Vitamin bezogen auf den Kaloriengehalt). Ein Beispiel: Fleischpastete ist ein guter Vitamin-A-Lieferant, allerdings mit hohem Kaloriengehalt. Auch Möhrensaft liefert viel Vitamin A, enthält aber nur wenige Kalorien – der Wert ist daher grün. Die Top 100 berücksichtigt also auch, dass Sie zur Erreichung Ihres Tagesbedarfs nicht zu viele Kalorien aufnehmen müssen.

Bei den Top 100 Lebensmitteln steht die Ampel unbedingt auf grün – hiervon dürfen Sie reichlich essen. Bewertungen in gelb oder rot gibt es in dieser Tabelle nicht, da in fast jedem Lebensmittel zumindest ein wertvoller Bestandteil steckt.

Schwankungen nicht ausgeschlossen

Die Energiewerte und Vitamingehalte von Lebensmitteln werden mithilfe chemischer Analysen ausgerechnet. Dabei kann es aufgrund verschiedener Einflussfaktoren zu Schwankungen zwischen verschiedenen Literaturquellen kommen. Bei den hier angegebenen Werten handelt es sich um wissenschaftlich abgesicherte Mittelwerte.

Abkürzungen

F. i. Tr.	=	Fett in der Trockenmasse
fe.	=	fett
g	=	Gramm
Glutenfr.	=	Glutenfrei
i. D.	=	im Durchschnitt
kcal	=	Kilokalorien
ma.	=	mager
mf.	=	mittelfett
mg	=	Milligramm
µg	=	Mikrogramm
p. P.	=	pro Portion
TK	=	tiefgekühlt
Vit.	=	Vitamin

Aal

Produktbezeichnung	Portion in g	kcal pro p. P.	Vit A in mg p. P.	ß-Car. in mg p. P.	Vit D in µg p. P.	Vit E in mg p. P.	
A							
Aal gegart	180	385,2	0,88	0,00	**27,00**	9,99	
Aal geräuchert	75	217,5	0,53	0,00	16,50	5,95	
Acerola	120	24,0	0,03	0,20	0,00	0,36	
Acerolasaft	200	48,0	0,06	0,33	0,00	0,61	
Agar Agar Trockenprodukt	1	3,4	0,01	0,03	0,00	0,00	
Algen	5	1,9	0,00	0,02	0,00	0,00	
Altbier	330	135,3	0,00	0,00	0,00	0,00	
Amerikaner	100	315,0	0,09	0,06	1,00	1,67	
Ananas	125	73,8	0,01	0,08	0,00	0,13	
Ananas gegart	125	76,3	0,01	0,08	0,00	0,14	
Ananas Konserve, Abtropfgew.	125	108,8	0,01	0,06	0,00	0,12	
Ananassaft	200	118,0	0,02	0,12	0,00	0,20	
Anchovis	5	16,2	0,00	0,00	**1,00**	**0,63**	
Apfel	125	60,0	0,01	0,05	0,00	0,56	
Apfel gegart	125	67,5	0,01	0,06	0,00	0,68	
Apfel getrocknet	25	69,5	0,01	0,04	0,00	0,46	
Apfelessig	15	3,0	0,00	0,00	0,00	0,00	
Apfelgrütze	250	122,5	0,00	0,02	0,00	0,33	
Apfelmus	250	165,0	0,02	0,08	0,00	0,90	
Apfelsaft	200	98,0	0,02	0,09	0,00	1,01	
Apfelstreuselkuchen Mürbeteig	150	348,0	0,14	0,09	0,00	0,79	
Apfelstrudel	150	247,5	0,05	0,07	0,00	2,46	
Apfelwein	130	85,8	0,00	0,00	0,00	0,00	
Aprikose	40	16,8	**0,12**	**0,72**	0,00	0,20	
Aprikose gegart	50	22,0	**0,16**	**0,94**	0,00	0,28	
Aprikose getrocknet	25	62,3	**0,40**	**2,38**	0,00	0,66	
Aprikose Konserve, Abtropfgew.	125	97,5	0,31	1,83	0,00	0,57	
Aprikosenkonfitüre	25	68,0	0,01	0,08	0,00	0,02	
Aprikosensaft	200	88,0	**0,59**	**3,53**	0,00	1,02	
Arme Ritter	150	384,0	0,09	0,01	0,36	0,84	
Artischocken	100	10,0	0,01	0,05	0,00	0,09	

Vit K in µg p. P.	Vit B$_1$ in mg p. P.	Vit B$_2$ in mg p. P.	Vit B$_3$ in mg p. P.	Vit B$_6$ in mg p. P.	Folsäure in µg p. P.	Vit B$_5$ in mg p. P.	Biotin in µg p. P.	Vit B$_{12}$ in µg p. P.	Vit C in mg p. P.
0,00	0,19	0,31	2,53	0,27	10,80	0,15	5,40	1,80	1,50
0,00	0,11	0,19	1,50	0,16	6,75	0,09	3,00	0,75	0,89
12,00	0,02	0,09	0,49	0,01	4,80	0,40	3,00	0,00	2040,00
20,00	0,03	0,12	0,66	0,01	4,00	0,53	4,00	0,00	2054,20
22,05	0,01	0,03	0,10	0,01	7,94	0,02	0,00	0,07	1,58
15,00	0,01	0,02	0,06	0,00	5,40	0,02	0,01	1,00	0,05
0,00	0,00	0,17	2,51	0,13	13,20	0,26	1,65	0,33	0,00
13,00	0,03	0,07	0,24	0,06	4,00	0,24	4,00	0,00	0,17
12,50	0,10	0,04	0,28	0,09	5,00	0,23	0,63	0,00	23,75
13,75	0,08	0,03	0,23	0,08	2,50	0,19	0,00	0,00	14,38
12,50	0,05	0,02	0,12	0,04	0,00	0,10	0,00	0,00	5,42
20,00	0,13	0,05	0,36	0,12	4,00	0,29	0,00	0,00	23,14
0,05	0,00	0,01	0,17	0,01	0,15	0,04	0,45	0,40	0,03
5,00	0,04	0,04	0,23	0,06	5,00	0,12	1,38	0,00	13,80
5,00	0,03	0,03	0,21	0,05	2,50	0,10	1,25	0,00	9,09
4,00	0,02	0,02	0,16	0,04	3,25	0,08	1,25	0,00	9,65
0,00	0,00	0,00	0,00	0,00	0,00	0,00	0,00	0,00	0,00
5,00	0,02	0,02	0,24	0,03	0,00	0,08	0,50	0,00	3,35
7,50	0,04	0,04	0,28	0,07	2,50	0,15	1,75	0,00	13,54
8,00	0,05	0,05	0,33	0,08	4,00	0,17	2,00	0,00	14,86
18,00	0,04	0,04	0,24	0,07	3,00	0,09	3,00	0,00	2,46
10,50	0,05	0,05	0,43	0,08	4,50	0,07	1,50	0,00	2,76
0,00	0,00	0,00	0,01	0,01	1,30	0,04	0,78	0,13	0,00
4,00	0,02	0,02	0,28	0,03	1,60	0,12	0,40	0,00	3,60
5,50	0,02	0,02	0,29	0,03	1,00	0,12	0,50	0,00	2,73
13,25	0,05	0,06	0,83	0,08	4,50	0,34	1,50	0,00	10,64
12,50	0,02	0,03	0,39	0,04	0,00	0,16	0,00	0,00	2,53
0,50	0,00	0,00	0,02	0,00	0,00	0,01	0,00	0,00	0,08
20,00	0,06	0,08	1,14	0,11	4,00	0,47	2,00	0,00	10,97
15,00	0,06	0,11	0,51	0,09	9,00	0,43	5,85	0,30	1,47
23,00	0,06	0,01	0,41	0,04	13,00	0,13	1,80	0,00	3,60

Produktbezeichnung	Portion in g	kcal pro p. P.	Vit A in mg p. P.	ß-Car. in mg p. P.	Vit D in µg p. P.	Vit E in mg p. P.	
Artischocken gegart	100	20,0	0,02	0,10	0,00	0,21	
Artischocken Konserve, Abtropfgew.	150	28,5	0,02	0,12	0,00	0,29	
Aspikaufguss weiß	1	0,6	0,00	0,00	0,00	0,00	
Aubergine	150	25,5	0,01	0,06	0,00	0,05	
Aubergine gegart	150	25,5	0,01	0,06	0,00	0,05	
Auberginen gefüllt und überbacken	300	402,0	0,20	0,49	0,24	1,07	
Auster	100	63,0	0,08	0,00	8,00	0,85	
Avocado	125	203,8	0,01	0,07	0,00	1,22	
B							
Bachsaibling	150	144,0	0,02	0,00	1,50	0,15	
Backkartoffeln mit Kräuterquark	200	158,0	0,15	0,76	0,00	0,57	
Backpulver	1	1,6	0,00	0,00	0,00	0,00	
Baguettebrötchen/Baguette	60	148,8	0,00	0,00	0,00	0,21	
Bambussprossen	50	9,0	0,00	0,01	0,00	0,15	
Banane	100	95,0	0,04	0,23	0,00	0,27	
Banane gebacken	50	78,5	0,04	0,08	0,00	0,28	
Banane getrocknet	25	72,5	0,03	0,16	0,00	0,19	
Bananennektar	200	108,0	0,02	0,12	0,00	0,14	
Bananenquark	250	315,0	0,03	0,17	0,03	0,21	
Barsch gegart	180	63,0	0,00	0,00	0,00	1,02	
Barschfilet gegart	150	139,5	0,01	0,00	0,00	2,45	
Basilikum	5	2,1	0,03	0,20	0,00	0,05	
Bauchspeck Schwein	30	238,8	0,00	0,00	0,00	0,23	
Bavaria Blu 60 % F. i. Tr.	30	104,7	0,15	0,06	0,30	0,18	
Beifuß	5	2,1	0,03	0,20	0,00	0,05	
Bel Paese 50 % F. i. Tr.	30	111,6	0,15	0,06	0,30	0,15	
Bergkäse 45 % F. i. Tr.	30	115,2	0,11	0,05	0,18	0,27	
Berliner Knacker	150	489,0	0,01	0,00	0,00	0,50	
Berliner Pfannkuchen	60	193,2	0,08	0,03	0,60	0,47	
Berliner Weiße mit Schuss	200	106,0	0,00	0,00	0,00	0,02	
Bienenstichtorte gefüllt Rührteig	100	353,0	0,14	0,12	1,00	4,76	

Vit K in µg p. P.	Vit B$_1$ in mg p. P.	Vit B$_2$ in mg p. P.	Vit B$_3$ in mg p. P.	Vit B$_6$ in mg p. P.	Folsäure in µg p. P.	Vit B$_5$ in mg p. P.	Biotin in µg p. P.	Vit B$_{12}$ in µg p. P.	Vit C in mg p. P.
56,00	0,08	0,01	0,60	0,07	13,00	0,23	3,00	0,00	4,01
78,00	0,08	0,01	0,68	0,05	6,00	0,22	3,00	0,00	3,09
0,02	0,00	0,00	0,01	0,00	0,00	0,00	0,01	0,01	0,00
7,50	0,06	0,07	0,90	0,12	19,50	0,35	1,20	0,00	7,50
9,00	0,05	0,05	0,70	0,09	9,00	0,27	1,50	0,00	4,16
54,00	0,09	0,21	3,21	0,16	12,00	0,66	3,60	1,50	7,56
0,00	0,16	0,20	2,17	0,22	6,00	0,32	10,00	14,60	0,00
7,50	0,08	0,14	1,03	0,50	28,75	1,03	9,38		12,19
0,00	0,15	0,11	6,00	1,47	12,00	1,50	4,50	4,50	4,50
150,00	0,16	0,18	1,60	0,40	16,00	0,62	1,40	0,00	35,96
0,00	0,00	0,00	0,00	0,00	0,00	0,00	0,00	0,00	0,00
5,40	0,04	0,03	0,46	0,05	1,80	0,09	1,20	0,00	0,00
2,50	0,07	0,04	0,30	0,05	18,00	0,14	1,00	0,00	3,25
10,00	0,04	0,06	0,65	0,37	15,00	0,23	5,50	0,00	12,00
8,00	0,02	0,05	0,27	0,11	4,50	0,18	4,00	0,00	2,48
6,75	0,03	0,04	0,40	0,23	9,25	0,14	3,00	0,00	7,33
6,00	0,02	0,02	0,27	0,15	4,00	0,10	2,00	0,00	3,73
7,50	0,13	0,73	0,80	0,40	37,50	1,64	18,00	2,00	10,76
0,00	0,04	0,06	0,94	0,12	5,40	0,10	1,80	0,00	0,93
0,00	0,11	0,16	2,26	0,30	10,50	0,25	6,00	1,50	2,23
15,00	0,00	0,02	0,06	0,01	2,10	0,01	0,10	0,00	1,30
0,00	0,02	0,02	0,30	0,00	0,00	0,00	0,00	0,06	0,00
9,00	0,01	0,17	0,36	0,06	10,20	0,36	0,90	0,60	0,00
15,00	0,00	0,01	0,06	0,00	0,70	0,01	0,08	0,00	2,25
9,00	0,01	0,07	0,08	0,05	9,60	0,60	0,90	0,24	0,00
9,00	0,01	0,10	0,03	0,03	4,80	0,12	0,90	0,81	0,00
18,00	0,87	0,28	3,91	0,51	0,00	0,65	3,00	1,50	0,00
13,20	0,03	0,06	0,29	0,06	3,60	0,23	3,60	0,00	0,09
0,00	0,00	0,08	1,57	0,08	8,00	0,15	1,00	0,20	0,45
18,00	0,04	0,12	0,47	0,05	5,00	0,27	4,00	0,00	0,35

Produktbezeichnung	Portion in g	kcal pro p. P.	Vit A in mg p. P.	ß-Car. in mg p. P.	Vit D in µg p. P.	Vit E in mg p. P.
Bier alkoholfrei	330	85,8	0,00	0,00	0,00	0,00
Bier dunkel	330	122,1	0,00	0,02	0,00	0,00
Bier mit Limonade	330	112,2	0,00	0,00	0,00	0,02
Bierhefe	5	17,0	0,00	0,00	0,00	0,01
Bierschinken	30	54,0	0,00	0,00	0,00	0,08
Bierteig	100	226,0	0,10	0,16	0,76	2,68
Bierwurst	30	75,6	0,00	0,00	0,00	0,10
Big Mäc	212	504,6	0,17	0,50	0,21	1,19
Birchermüsli mit Äpfeln und Sahne	150	217,5	0,07	0,09	0,17	2,86
Birkenpilz	100	19,0	0,00	0,00	2,00	0,10
Birne	140	68,6	0,00	0,02	0,00	0,56
Birne getrocknet	25	63,0	0,00	0,01	0,00	0,36
Birne Konserve, Abtropfgew.	125	105,0	0,00	0,02	0,00	0,50
Birnenkompott	250	150,0	0,01	0,03	0,00	0,73
Birnensaft	200	108,0	0,01	0,03	0,00	0,89
Biskuitrolle	100	273,0	0,06	0,01	1,00	0,53
Bismarckhering Konserve, Abtropfgew.	65	117,0	0,01	0,00	13,65	0,89
Bitterschokolade	20	78,8	0,00	0,00	0,00	0,09
Blätterteig TK	100	375,0	0,00	0,00	0,00	1,40
Blattspinat gegart	150	28,5	1,31	7,84	0,00	2,54
Blaubeerkompott	250	242,5	0,01	0,07	0,00	4,38
Blauschimmel 50 % F. i. Tr.	30	107,4	0,08	0,04	0,09	0,23
Bleichsellerie gegart	150	25,5	0,81	4,87	0,00	0,37
Blinis	150	343,5	0,06	0,01	0,26	0,54
Blumenkohl gegart	150	27,0	0,00	0,01	0,00	0,13
Blumenkohl gesäuert	50	6,0	0,00	0,00	0,00	0,02
Blutwurst erhitzt	100	340,0	0,01	0,01	0,00	0,17
Bockbier hell	330	198,0	0,00	0,00	0,00	0,00
Bockwurst	115	340,4	0,02	0,10	0,00	0,32
Bohne grün gegart	150	37,5	0,08	0,45	0,00	0,21
Bohne grün Konserve, Abtropfgew.	150	31,5	0,07	0,36	0,00	0,20
Bohne weiß gegart	150	168,0	0,04	0,24	0,00	0,15

Vit K in µg p. P.	Vit B_1 in mg p. P.	Vit B_2 in mg p. P.	Vit B_3 in mg p. P.	Vit B_6 in mg p. P.	Folsäure in µg p. P.	Vit B_5 in mg p. P.	Biotin in µg p. P.	Vit B_{12} in µg p. P.	Vit C in mg p. P.
0,00	0,02	0,06	2,01	0,10	13,20	0,25	2,31	0,00	0,00
0,00	0,01	0,10	2,90	0,17	13,20	0,26	1,65	0,66	0,00
0,00	0,01	0,05	1,45	0,08	6,60	0,13	0,99	0,33	0,00
0,00	0,65	0,20	2,00	0,22	37,30	0,40	1,00	1,00	0,00
4,50	0,21	0,06	0,76	0,14	0,00	0,15	0,60	0,30	6,03
17,00	0,06	0,11	0,63	0,12	13,00	0,53	7,30	0,60	0,00
2,10	0,09	0,05	0,74	0,05	0,00	0,09	0,30	0,60	7,04
72,08	0,34	0,26	3,65	0,24	6,36	0,73	5,51	2,33	1,58
13,50	0,11	0,11	0,44	0,12	10,50	0,39	7,05	0,15	15,01
15,00	0,10	0,44	4,90	0,05	21,00	2,50	15,00	0,00	7,00
0,00	0,04	0,04	0,26	0,02	8,40	0,08	0,14	0,00	6,51
0,00	0,02	0,02	0,14	0,01	4,00	0,04	0,00	0,00	3,61
0,00	0,02	0,02	0,11	0,01	1,25	0,03	0,00	0,00	1,42
0,00	0,04	0,04	0,26	0,02	5,00	0,08	0,00	0,00	4,68
0,00	0,05	0,05	0,33	0,03	6,00	0,10	0,00	0,00	6,17
12,00	0,02	0,06	0,12	0,04	4,00	0,28	5,00	0,00	0,89
22,10	0,02	0,08	1,54	0,12	0,65	0,40	4,55	5,20	0,49
0,20	0,01	0,04	0,30	0,02	3,60	0,12	2,20	0,00	0,00
5,00	0,19	0,04	0,90	0,05	11,00	0,10	0,00	0,00	0,00
520,50	0,10	0,26	0,69	0,27	21,00	0,33	9,00	0,00	43,49
20,00	0,03	0,03	0,64	0,10	2,50	0,26	2,00	0,00	34,96
9,00	0,01	0,15	0,30	0,02	10,50	0,52	0,45	0,36	0,00
36,00	0,05	0,09	0,62	0,11	3,00	0,52	0,00	0,00	5,88
15,00	0,16	0,24	1,35	0,20	18,00	0,84	8,10	0,15	1,27
310,50	0,10	0,10	0,58	0,19	19,50	1,05	1,50	0,00	54,47
52,00	0,02	0,02	0,13	0,04	4,00	0,23	0,50	0,00	12,73
12,00	0,07	0,04	0,43	0,11	1,00	0,12	1,00	1,00	0,06
0,00	0,00	0,13	4,19	0,13	13,20	0,28	3,30	1,32	0,00
10,35	0,58	0,17	2,24	0,35	0,00	0,37	1,15	1,15	26,31
36,00	0,09	0,13	0,65	0,30	12,00	0,57	7,50	0,00	17,93
33,00	0,05	0,10	0,43	0,14	4,50	0,38	4,50	0,00	7,69
135,00	0,23	0,09	0,98	0,20	24,00	0,46	4,50	0,00	0,89

Produktbezeichnung	Portion in g	kcal pro p. P.	Vit A in mg p. P.	ß-Car. in mg p. P.	Vit D in µg p. P.	Vit E in mg p. P.
Bohne weiß Konserve, Abtropfgew.	150	97,5	0,02	0,14	0,00	0,08
Bohnenkraut	1	0,5	0,00	0,01	0,00	0,00
Bohnensalat grün mit Dressing	150	102,0	0,08	0,44	0,00	5,03
Bohnensprossen	100	41,0	0,00	0,02	0,00	0,09
Borretsch	5	1,2	0,02	0,13	0,00	0,05
Borschtsch	350	140,0	0,23	0,90	0,07	1,00
Bouillabaisse	400	308,0	0,45	0,77	4,72	1,91
Bouillon	300	147,0	0,26	1,37	0,00	0,60
Branntweinessig	15	3,0	0,00	0,00	0,00	0,00
Brät	100	285,0	0,00	0,00	0,00	0,43
Bratapfel	200	204,0	0,06	0,11	0,08	1,03
Brathering	200	554,0	0,04	0,00	45,44	9,83
Bratkartoffeln	250	220,0	0,00	0,01	0,00	0,13
Bratkartoffeln mit Speck und Zwiebeln	350	364,0	0,08	0,09	0,35	2,11
Bratlinge vegetarisch	100	147,0	0,00	0,01	0,00	1,70
Bratwurst	100	282,0	0,00	0,00	0,00	0,27
Brause mit Fruchtgeschmack	200	84,0	0,00	0,00	0,00	0,02
Bremer Pinkel	100	210,0	0,18	0,26	0,00	0,29
Brick 50 % F. i. Tr.	30	107,4	0,12	0,03	0,24	0,15
Brie 40 % F. i. Tr.	30	77,1	0,09	0,03	0,18	0,09
Broccoli gegart	150	34,5	0,21	1,22	0,00	0,99
Broccoli mit gerösteten Mandeln	250	135,0	0,32	1,81	0,03	3,92
Broccolicremesuppe	300	111,0	0,16	0,71	0,06	0,79
Broccoligratin	300	180,0	0,35	1,64	0,09	1,53
Brombeere	125	37,5	0,06	0,34	0,00	0,90
Brombeere Konserve, Abtropfgew.	125	92,5	0,05	0,27	0,00	0,80
Brombeerkonfitüre	25	66,8	0,00	0,01	0,00	0,03
Brombeersaft	200	68,0	0,09	0,56	0,00	1,53
Brötchen	45	111,6	0,00	0,00	0,00	0,16
Brötchen m. Ölsamen	45	113,0	0,00	0,00	0,00	0,92
Brotfrucht	125	141,3	0,00	0,03	0,00	0,63
Brühe gekörnt / instant	3	4,5	0,00	0,00	0,00	0,00

Vit K in µg p. P.	Vit B1 in mg p. P.	Vit B2 in mg p. P.	Vit B3 in mg p. P.	Vit B6 in mg p. P.	Folsäure in µg p. P.	Vit B5 in mg p. P.	Biotin in µg p. P.	Vit B12 in µg p. P.	Vit C in mg p. P.
70,50	0,08	0,05	0,51	0,08	21,00	0,14	3,00	0,00	0,37
0,00	0,00	0,00	0,01	0,00	0,00	0,00	0,00	0,00	0,10
34,50	0,08	0,12	0,59	0,27	12,00	0,51	6,60	0,00	16,45
5,00	0,37	0,22	2,00	0,08	44,00	0,45	0,30	0,00	20,00
15,00	0,00	0,01	0,05	0,01	2,10	0,01	0,10	0,00	1,75
63,00	0,09	0,18	2,54	0,13	42,00	0,43	2,45	1,75	19,16
88,00	0,26	0,51	6,62	0,55	16,00	1,52	10,80	3,60	14,60
132,00	0,06	0,16	2,49	0,16	6,00	0,42	2,70	2,40	8,43
0,00	0,00	0,00	0,00	0,00	0,00	0,00	0,00	0,00	0,00
9,00	0,46	0,13	2,75	0,27	0,00	0,33	2,40	1,00	0,00
12,00	0,05	0,06	0,37	0,09	8,00	0,18	1,80	0,00	21,45
2,00	0,07	0,26	5,49	0,45	4,00	1,36	16,00	14,00	1,45
70,00	0,20	0,10	2,07	0,52	7,50	0,68	0,25	0,00	28,92
150,50	0,40	0,16	3,10	0,74	10,50	0,98	1,05	0,35	36,32
26,00	0,10	0,08	0,39	0,08	39,00	0,13	6,00	0,00	0,48
8,00	0,45	0,13	1,76	0,27	0,00	0,30	1,00	1,00	0,07
0,00	0,00	0,00	0,00	0,00	0,00	0,00	0,20	0,00	0,00
38,00	0,37	0,14	1,62	0,24	4,00	0,37	3,00	0,00	0,16
9,00	0,00	0,11	0,04	0,02	6,00	0,09	0,51	0,39	0,00
6,00	0,01	0,17	0,36	0,06	10,20	0,36	0,90	0,60	0,30
193,50	0,09	0,18	1,04	0,18	36,00	1,44	0,00	0,00	91,71
287,50	0,22	0,48	2,53	0,37	110,00	2,78	4,75	0,00	218,08
114,00	0,10	0,19	1,00	0,15	42,00	1,12	0,90	0,00	82,27
288,00	0,22	0,48	2,15	0,37	96,00	2,71	2,40	0,00	182,13
12,50	0,04	0,05	0,50	0,06	15,00	0,28	0,50	0,00	21,25
11,25	0,02	0,02	0,22	0,03	2,50	0,12	0,00	0,00	4,68
0,50	0,00	0,00	0,01	0,00	0,00	0,01	0,00	0,00	0,16
22,00	0,05	0,07	0,68	0,08	14,00	0,37	0,00	0,00	21,67
4,05	0,03	0,02	0,34	0,04	1,35	0,07	0,90	0,00	0,00
4,05	0,07	0,03	0,41	0,06	3,15	0,16	1,08	0,00	0,00
12,50	0,13	0,05	1,25	0,14	6,25	0,58	2,50	0,00	26,25
0,00	0,01	0,01	0,10	0,00	0,00	0,00	0,00	0,00	0,00

Produktbezeichnung	Portion in g	kcal pro p. P.	Vit A in mg p. P.	ß-Car. in mg p. P.	Vit D in µg p. P.	Vit E in mg p. P.
Brühwurst	100	296,0	0,02	0,08	0,00	0,28
Brunnenkresse	25	4,8	0,17	1,04	0,00	0,25
Buchweizen Vollkorn gegart	180	196,2	0,00	0,01	0,00	0,80
Buchweizenbrötchen	45	110,7	0,00	0,00	0,00	0,22
Buchweizengrütze gegart	180	129,6	0,00	0,01	0,00	0,05
Buchweizenmehl	10	34,6	0,00	0,00	0,00	0,03
Buchweizenvollkornbrot	60	129,0	0,00	0,00	0,00	0,61
Buchweizenvollkornmehl	10	34,1	0,00	0,00	0,00	0,21
Bückling	125	271,3	0,03	0,00	31,25	1,87
Bulgur	180	585,0	0,00	0,00	0,00	1,22
Burgunder	130	101,4	0,00	0,00	0,00	0,00
Buschbohne grün, Konserve, Abtropfgew.	150	31,5	0,07	0,36	0,00	0,20
Butter	20	148,2	0,13	0,08	0,25	0,40
Butter halbfett	20	76,4	0,07	0,05	0,28	0,20
Butter mit Kräutern	20	130,0	0,15	0,08	0,24	0,36
Buttercremetorte aus Biskuit	100	316,0	0,16	0,07	1,00	0,68
Butterkäse 30 % F. i. Tr.	30	73,5	0,06	0,03	0,09	0,14
Butterkeks	5	24,0	0,01	0,00	0,00	0,04
Butterkuchen	100	376,0	0,12	0,08	0,00	1,65
Buttermilch	200	72,0	0,02	0,02	0,02	0,04
Buttermilchgelee mit Erdbeeren	250	205,0	0,02	0,05	0,03	0,12
Buttermilchsuppe	350	217,0	0,03	0,03	0,04	0,16
Butterpilz	100	11,0	0,00	0,00	2,00	0,10
Butterschmalz	15	132,0	0,13	0,03	0,24	0,54
C						
Cabanossi	150	676,5	0,05	0,28	0,00	0,57
Calvados	20	62,6	0,00	0,00	0,00	0,00
Camembert 20 % F. i. Tr.	30	52,5	0,03	0,02	0,09	0,06
Camembert 70 % F. i. Tr.	30	122,4	0,14	0,07	0,24	0,36
Camembert gebacken	140	400,4	0,29	0,13	0,63	0,95
Cashewmus pur	20	123,4	0,00	0,00	0,00	0,80

Vit K in µg p. P.	Vit B₁ in mg p. P.	Vit B₂ in mg p. P.	Vit B₃ in mg p. P.	Vit B₆ in mg p. P.	Folsäure in µg p. P.	Vit B₅ in mg p. P.	Biotin in µg p. P.	Vit B₁₂ in µg p. P.	Vit C in mg p. P.
9,00	0,50	0,15	1,95	0,31	0,00	0,32	1,00	1,00	22,87
14,25	0,02	0,04	0,16	0,03	6,00	0,03	0,10	0,00	12,75
5,40	0,21	0,08	1,54	0,23	7,20	0,51	1,80	0,00	0,00
7,65	0,10	0,04	0,79	0,07	1,80	0,18	1,80	0,00	0,00
3,60	0,06	0,03	0,98	0,10	1,80	0,41	1,80	0,00	0,00
0,70	0,03	0,01	0,21	0,04	1,00	0,10	0,40	0,00	0,00
9,00	0,14	0,06	1,72	0,15	6,60	0,37	3,00	0,00	0,00
0,70	0,06	0,02	0,29	0,06	1,80	0,15	0,10	0,00	0,00
0,00	0,04	0,17	3,68	0,29	2,50	0,91	11,25	10,00	0,58
30,60	0,54	0,18	7,56	0,72	39,60	1,80	9,00	0,00	0,00
0,00	0,00	0,03	0,13	0,03	1,30	0,26	1,82	0,13	2,60
33,00	0,05	0,10	0,43	0,14	4,50	0,38	4,50	0,00	7,69
12,00	0,00	0,00	0,01	0,00	0,20	0,01	0,00	0,00	0,04
6,00	0,01	0,00	0,02	0,00	0,40	0,07	0,00	0,10	0,00
10,00	0,00	0,00	0,01	0,00	0,20	0,01	0,00	0,00	1,00
20,00	0,03	0,10	0,16	0,04	4,00	0,28	5,00	0,00	0,38
4,80	0,01	0,11	0,03	0,02	5,40	0,24	0,90	0,60	0,00
1,95	0,01	0,01	0,03	0,01	0,30	0,03	0,25	0,00	0,06
15,00	0,04	0,08	0,57	0,08	4,00	0,17	2,00	0,00	0,27
2,00	0,06	0,32	0,20	0,08	12,00	0,70	4,00	0,40	2,00
10,00	0,07	0,27	0,51	0,10	20,00	0,73	5,75	0,25	48,55
7,00	0,12	0,52	0,52	0,16	21,00	1,20	7,00	0,70	4,24
15,00	0,10	0,40	5,00	0,05	21,00	2,50	15,00	0,00	8,00
1,20	0,00	0,00	0,00	0,00	0,00	0,00	0,00	0,00	0,00
15,00	0,69	0,29	4,11	0,38	0,00	0,58	1,50	3,00	0,00
0,00	0,00	0,00	0,00	0,00	0,00	0,00	0,00	0,00	0,00
3,00	0,01	0,17	0,36	0,06	10,20	0,36	1,50	0,60	0,30
12,00	0,01	0,11	0,36	0,03	10,20	0,08	1,14	0,36	0,00
32,20	0,08	0,38	0,88	0,19	33,60	0,99	11,20	1,82	0,08
0,00	0,06	0,04	0,32	0,05	4,00	0,24	5,00	0,00	0,00

Produktbezeichnung	Portion in g	kcal pro p. P.	Vit A in mg p. P.	ß-Car. in mg p. P.	Vit D in µg p. P.	Vit E in mg p. P.
Cashewnuss geröstet und gesalzen	20	116,6	0,00	0,00	0,00	0,26
Cervelatwurst	30	110,7	0,00	0,00	0,00	0,12
Champagner	100	79,0	0,00	0,00	0,00	0,00
Champignon	100	15,0	0,00	0,01	1,94	0,12
Champignon gegart	100	15,0	0,00	0,01	2,00	0,13
Champignon getrocknet	25	52,8	0,00	0,02	7,00	0,40
Champignon Konserve, Abtropfgew.	100	14,0	0,00	0,01	2,00	0,12
Cheddar 50 % F. i. Tr.	30	121,5	0,12	0,06	0,20	0,25
Cheeseburger	117	301,9	0,06	0,04	0,14	0,70
Chester 50 % F. i. Tr.	30	118,2	0,12	0,06	0,20	0,30
Chicorée	50	8,5	0,29	1,72	0,00	0,05
Chicorée mit Käse überbacken	150	108,0	0,71	3,85	0,17	0,30
Chicoréesalat mit Dressing	150	165,0	0,60	3,44	0,05	7,74
Chili con carne	250	200,0	0,08	0,41	0,00	0,91
Chili Gewürz	1	3,3	0,04	0,25	0,00	0,00
Chinakohl	150	21,0	0,11	0,64	0,00	0,36
Chinakohl gegart	150	18,0	0,10	0,61	0,00	0,38
Cocktail-Kirsche	25	66,3	0,00	0,01	0,00	0,01
Cognac	20	47,4	0,00	0,00	0,00	0,00
Cola	200	122,0	0,00	0,00	0,00	0,00
Cola kalorienarm	200	8,0	0,00	0,00	0,00	0,00
Corned Beef	30	42,3	0,00	0,00	0,06	0,05
Cornflakes	30	106,5	0,01	0,05	0,00	0,05
Couscous	250	565,0	0,10	0,07	0,13	2,54
Crème Fraîche 30 % F. i. Tr.	25	72,0	0,09	0,05	0,15	0,23
Cremeeis	75	141,0	0,12	0,02	0,75	0,64
Cremetorte Biskuit	100	316,0	0,16	0,07	1,00	0,68
Cremetorte Rührteig	100	261,0	0,11	0,05	1,00	1,17
Crêpes Suzette	200	378,0	0,18	0,11	0,72	1,07
Croissant	70	355,6	0,18	0,17	0,70	3,75
Curry Bratwurst	150	409,5	0,00	0,01	0,00	0,41
Curryketchup	20	22,0	0,02	0,12	0,00	0,08

Vit K in µg p. P.	Vit B$_1$ in mg p. P.	Vit B$_2$ in mg p. P.	Vit B$_3$ in mg p. P.	Vit B$_6$ in mg p. P.	Folsäure in µg p. P.	Vit B$_5$ in mg p. P.	Biotin in µg p. P.	Vit B$_{12}$ in µg p. P.	Vit C in mg p. P.
0,00	0,08	0,03	0,35	0,05	5,00	0,23	2,54	0,00	0,00
4,20	0,18	0,07	0,98	0,11	0,00	0,14	0,60	0,60	0,00
0,00	0,00	0,01	0,07	0,02	1,00	0,03	0,50	0,10	0,00
14,00	0,10	0,44	5,20	0,07	8,00	2,10	16,00	0,00	4,90
16,00	0,09	0,39	4,62	0,06	4,00	1,87	12,00	0,00	3,81
48,50	0,26	1,07	15,36	0,18	14,75	5,84	48,50	0,00	6,81
15,00	0,05	0,31	3,06	0,02	1,00	1,08	8,00	0,00	1,08
10,50	0,01	0,11	0,03	0,02	6,00	0,11	0,96	0,45	0,00
17,55	0,21	0,16	2,29	0,14	2,34	0,45	3,04	1,52	0,24
10,50	0,01	0,14	0,03	0,03	5,70	0,11	0,90	0,33	0,00
100,00	0,03	0,02	0,12	0,03	18,50	0,20	2,40	0,00	4,34
253,50	0,07	0,09	0,30	0,07	33,00	0,54	5,25	0,30	8,05
207,00	0,07	0,09	0,30	0,06	37,50	0,50	5,70	0,15	10,78
57,50	0,17	0,14	2,09	0,14	5,00	0,30	3,75	1,25	5,02
0,00	0,00	0,01	0,09	0,00	0,00	0,00	0,00	0,00	0,76
375,00	0,05	0,06	0,60	0,17	75,00	0,30	0,75	0,00	39,00
396,00	0,02	0,04	0,38	0,11	28,50	0,22	0,00	0,00	18,56
1,00	0,01	0,01	0,02	0,00	0,50	0,02	0,03	0,00	1,31
0,00	0,00	0,00	0,00	0,00	0,00	0,00	0,00	0,00	0,00
0,00	0,00	0,00	0,00	0,00	0,00	0,00	0,00	0,00	0,00
0,00	0,01	0,05	0,00	0,00	0,00	0,00	0,00	0,00	0,00
6,00	0,01	0,03	0,93	0,04	0,30	0,12	0,60	0,30	0,00
0,30	0,02	0,02	0,42	0,02	1,80	0,05	0,60	0,00	0,00
47,50	0,14	0,05	1,52	0,10	20,00	0,59	1,50	0,00	0,02
7,50	0,01	0,04	0,02	0,01	1,00	0,09	0,83	0,10	0,25
18,00	0,07	0,21	0,10	0,08	10,50	0,73	8,25	0,75	1,71
20,00	0,03	0,10	0,16	0,04	4,00	0,28	5,00	0,00	0,38
16,00	0,04	0,11	0,27	0,06	5,00	0,35	6,00	0,00	0,45
30,00	0,09	0,16	0,42	0,12	14,00	0,78	9,40	0,40	21,82
19,60	0,05	0,09	0,45	0,05	4,90	0,24	2,10	0,00	0,22
12,00	0,69	0,20	2,70	0,41	0,00	0,45	1,50	1,50	0,11
2,00	0,01	0,01	0,16	0,03	0,60	0,06	1,56	0,00	2,40

Currypulver

Produktbezeichnung	Portion in g	kcal pro p. P.	Vit A in mg p. P.	ß-Car. in mg p. P.	Vit D in µg p. P.	Vit E in mg p. P.
Currypulver	1	3,2	0,00	0,03	0,00	0,00
Currywurst mit Curryketchup	100	264,0	0,01	0,06	0,00	0,28
D						
Dampfnudeln	110	280,5	0,10	0,05	0,28	0,48
Dattel	100	280,0	0,01	0,04	0,00	0,20
Dattel getrocknet	25	71,3	0,00	0,01	0,00	0,05
Diabetiker Eiswaffeln	20	89,2	0,02	0,00	0,20	**3,71**
Diabetiker Haferkeks	20	82,8	0,00	0,00	0,00	2,18
Diabetiker Karamellbonbons	3	7,4	0,00	0,00	0,00	0,00
Diabetiker Nussnougatcreme	25	130,3	0,00	0,00	0,00	3,89
Diabetiker Vollkornzwieback	10	35,2	0,00	0,00	0,00	0,48
Diabetikerbier Pils	330	125,4	0,00	0,00	0,00	0,00
Diabetikermarmelade mit Fruchtzucker	25	27,3	0,00	0,02	0,00	0,01
Diabetikerschokolade	20	81,8	0,00	0,00	0,00	0,04
Diabetikerzucker	5	11,8	0,00	0,00	0,00	0,00
Dicke Bohne gegart	150	148,5	0,00	0,02	0,00	0,19
Dicke Bohne Konserve, Abtropfgew.	150	108,0	0,03	0,16	0,00	0,48
Dickmilch 3,5 % Fett	150	96,0	0,06	0,03	0,12	0,17
Dickmilch mit Früchten 3,5 % Fett	150	145,5	0,05	0,03	0,00	0,18
Dickmilch mit Müsli	150	186,0	0,05	0,04	0,00	0,90
Dill	5	2,8	**0,05**	**0,31**	0,00	0,09
Dillgurke sauer	50	4,0	0,02	**0,12**	0,00	0,03
Distelöl	12	105,5	0,00	0,00	0,00	**5,34**
Donau Wellen	70	218,4	0,11	0,09	0,70	0,48
Döner Kebab	350	665,0	0,17	0,69	0,32	1,97
Dresdner Stollen	100	408,0	0,15	0,11	0,00	1,92
E						
Edamer 30 % F. i. Tr.	30	77,1	0,06	0,03	0,10	0,12
Edamer 50 % F. i. Tr.	30	105,9	0,11	0,05	0,18	0,27
Edelkastanie gegart	60	100,8	0,00	0,01	0,00	0,78

Vit K in µg p. P.	Vit B$_1$ in mg p. P.	Vit B$_2$ in mg p. P.	Vit B$_3$ in mg p. P.	Vit B$_6$ in mg p. P.	Folsäure in µg p. P.	Vit B$_5$ in mg p. P.	Biotin in µg p. P.	Vit B$_{12}$ in µg p. P.	Vit C in mg p. P.
0,19	0,00	0,00	0,04	0,00	0,08	0,00	0,03	0,00	0,16
8,00	0,42	0,12	1,67	0,25	0,00	0,30	1,70	0,90	1,24
15,40	0,08	0,19	0,85	0,11	16,50	0,48	6,38	0,22	0,67
10,00	0,07	0,07	2,00	0,14	15,00	0,80	5,00	0,00	3,00
2,25	0,01	0,01	0,41	0,03	3,00	0,16	1,00	0,00	0,61
4,20	0,01	0,02	0,04	0,01	1,20	0,09	1,80	0,20	0,00
7,40	0,14	0,14	1,46	0,05	4,20	0,17	2,80	0,00	0,00
0,00	0,00	0,00	0,00	0,00	0,00	0,00	0,00	0,00	0,00
1,25	0,03	0,06	0,13	0,03	2,50	0,18	3,13	0,05	0,21
2,90	0,06	0,06	0,67	0,03	4,70	0,07	1,30	0,00	0,00
0,00	0,00	0,10	2,34	0,13	9,90	0,26	1,65	0,66	0,00
0,75	0,00	0,00	0,03	0,00	0,00	0,02	0,00	0,00	0,85
0,20	0,02	0,10	0,15	0,02	2,20	0,18	2,20	0,16	0,40
0,00	0,00	0,00	0,00	0,00	0,00	0,00	0,00	0,00	0,00
127,50	0,23	0,14	1,29	0,18	6,00	0,51	3,00	0,00	0,50
39,00	0,14	0,12	1,24	0,10	6,00	0,23	3,00	0,00	13,08
6,00	0,06	0,26	0,14	0,08	6,00	0,54	5,25	0,75	1,50
6,00	0,05	0,21	0,13	0,07	6,00	0,46	4,50	0,60	2,33
12,00	0,14	0,24	0,62	0,12	10,50	0,63	7,50	0,60	1,59
15,00	**0,01**	**0,02**	**0,12**	**0,02**	**2,10**	0,02	0,10	0,00	**3,50**
4,50	0,01	0,01	0,05	0,01	2,00	**0,06**	0,00	0,00	1,75
1,32	0,00	0,00	0,00	0,00	0,00	0,00	0,00	0,00	0,00
14,70	0,02	0,05	0,17	0,03	2,80	0,17	2,80	0,00	0,43
122,50	0,24	0,50	8,15	0,48	28,00	1,93	10,15	3,15	6,36
25,00	0,06	0,11	0,86	0,09	7,00	0,20	3,00	0,00	0,38
4,80	0,01	0,11	0,03	0,02	6,00	0,12	0,51	0,66	0,00
9,00	0,01	0,12	0,02	0,02	6,30	0,08	0,42	0,45	0,00
0,00	0,08	0,10	0,39	0,16	9,60	0,24	0,60	0,00	8,76

Edelkastanie

Produktbezeichnung	Portion in g	kcal pro p. P.	Vit A in mg p. P.	ß-Car. in mg p. P.	Vit D in µg p. P.	Vit E in mg p. P.
Edelkastanie geröstet	60	143,4	0,03	0,16	0,00	1,73
Edelpilzkäse 45 % F. i. Tr.	30	90,9	0,07	0,03	0,24	0,15
Edelpilzkäse 60 % F. i. Tr.	30	127,5	0,14	0,07	0,23	0,36
Ei 60	92,4	0,17	0,01	1,76	1,21	28,80
Ei gebraten	60	98,4	0,12	0,01	1,20	0,90
Eier pochiert Verlorene Eier	120	184,8	0,33	0,02	3,59	2,42
Eierlikör	20	57,0	0,03	0,00	0,00	0,11
Eierpfannkuchen	250	525,0	0,28	0,11	2,03	3,73
Eierstich Suppeneinlage	30	32,7	0,05	0,00	0,44	0,31
Eigelb	22	76,6	0,19	0,01	1,23	1,25
Eis mit Sahne	100	136,0	0,11	0,05	0,37	0,26
Eis mit Sahne und Früchten	150	189,0	0,14	0,10	0,47	0,41
Eisbecher »Birne Helene«	300	549,0	0,34	0,18	1,02	1,12
Eisbein Haxe gegart i. D.	175	383,3	0,01	0,00	0,00	0,83
Eisbergsalat	50	6,5	0,30	1,80	0,00	0,29
Eiskaffee	250	572,5	0,66	0,32	2,18	1,79
Eiskonfekt	12	62,6	0,00	0,00	0,00	0,08
Eiszapfen weiß	100	14,0	0,00	0,02	0,00	0,05
Eiweiß	38	19,0	0,00	0,00	0,00	0,00
Elisenlebkuchen	25	103,0	0,04	0,14	0,25	2,22
Emmentaler 45 % F. i. Tr.	30	114,9	0,10	0,04	0,18	0,16
Endivien	50	5,5	0,14	0,84	0,00	0,50
Ente gebraten mit Orangensoße	300	654,0	0,10	0,12	0,00	1,86
Ente m. Haut gegart	150	261,0	0,07	0,00	0,00	0,00
Entenei	50	91,5	0,37	0,60	2,50	0,25
Entenfett	15	132,3	0,00	0,00	0,00	0,38
Entenklein gegart	150	265,5	0,07	0,00	0,00	0,00
Entenleber	125	163,8	15,00	0,00	1,25	0,50
Entenschenkel gegart	150	273,0	0,07	0,00	0,00	0,00
Erbse grün gegart	150	126,0	0,11	0,65	0,00	0,44
Erbse grün getrocknet	50	143,5	0,07	0,39	0,00	0,42
Erbse grün Konserve, Abtropfgew.	150	105,0	0,09	0,51	0,00	0,41

Vit K in µg p. P.	Vit B$_1$ in mg p. P.	Vit B$_2$ in mg p. P.	Vit B$_3$ in mg p. P.	Vit B$_6$ in mg p. P.	Folsäure in µg p. P.	Vit B$_5$ in mg p. P.	Biotin in µg p. P.	Vit B$_{12}$ in µg p. P.	Vit C in mg p. P.
8,40	0,06	0,08	0,34	0,12	7,80	0,17	0,60	0,00	7,43
7,50	0,01	0,15	0,26	0,12	11,10	0,69	0,90	0,30	0,00
11,40	0,01	0,12	0,18	0,04	9,90	0,24	0,69	0,60	0,00
0,06	0,19	0,05	0,07	19,80	0,96	15,00	1,20	0,00	
27,60	0,05	0,16	0,05	0,06	18,60	0,90	13,80	1,20	0,00
55,20	0,08	0,26	0,08	0,12	31,20	1,53	23,88	2,40	0,00
0,80	0,01	0,03	0,01	0,02	2,40	0,21	8,00	0,10	0,06
52,50	0,12	0,37	0,63	0,22	30,00	1,56	21,75	1,50	0,81
7,50	0,01	0,06	0,02	0,02	4,20	0,24	3,42	0,30	0,13
32,34	0,06	0,09	0,01	0,07	14,08	0,82	11,00	0,44	0,00
10,00	0,03	0,13	0,07	0,03	3,00	0,26	2,60	0,30	1,13
15,00	0,04	0,16	0,14	0,05	3,00	0,34	3,45	0,45	2,73
27,00	0,09	0,32	0,35	0,08	12,00	0,67	5,40	0,60	4,91
31,50	0,92	0,40	5,75	0,51	1,75	0,87	8,75	3,50	0,00
56,00	0,02	0,02	0,10	0,02	6,00	0,02	0,35	0,00	1,95
57,50	0,07	0,33	0,43	0,08	10,00	0,75	8,75	1,00	2,10
0,36	0,00	0,01	0,06	0,00	0,72	0,02	0,43	0,00	0,00
50,00	0,03	0,02	0,30	0,08	8,00	0,18	1,00	0,00	29,00
0,38	0,01	0,12	0,03	0,00	1,90	0,05	2,66	0,04	0,11
2,25	0,02	0,06	0,35	0,02	2,75	0,10	2,00	0,00	1,82
9,00	0,02	0,10	0,03	0,03	4,80	0,12	0,90	0,66	0,00
100,00	0,03	0,06	0,21	0,03	9,00	0,45	0,35	0,00	5,00
3,00	0,49	0,54	7,37	0,75	12,00	1,91	15,30	0,00	10,02
0,00	0,39	0,44	6,12	0,61	10,50	1,56	12,00	0,60	0,00
22,50	0,08	0,27	0,07	0,13	14,50	0,93	12,50	2,70	0,00
0,00	0,00	0,00	0,00	0,00	0,00	0,00	0,00	0,00	0,00
0,00	0,40	0,45	6,28	0,63	10,50	1,60	12,00	0,60	0,00
100,00	0,44	3,13	12,50	0,95	675,00	8,75	262,50	67,50	7,50
0,00	0,41	0,45	6,29	0,63	10,50	1,60	12,00	0,60	0,00
51,00	0,33	0,18	2,84	0,18	7,50	0,86	6,00	0,00	23,46
54,00	0,41	0,20	3,67	0,23	22,00	1,04	9,00	0,00	18,13
48,00	0,19	0,13	1,83	0,08	3,00	0,56	3,00	0,00	9,88

Produktbezeichnung	Portion in g	kcal pro p. P.	Vit A in mg p. P.	ß-Car. in mg p. P.	Vit D in µg p. P.	Vit E in mg p. P.	
Erbsensuppe mit Speck	400	344,0	0,14	0,40	0,08	1,06	
Erdbeerbowle	200	158,0	0,00	0,02	0,00	0,04	
Erdbeere	125	40,0	0,01	0,06	0,00	0,15	
Erdbeere Konserve, Abtropfgew.	125	82,5	0,01	0,04	0,00	0,09	
Erdbeereis	100	105,0	0,02	0,03	0,08	0,09	
Erdbeerkonfitüre	25	67,0	0,00	0,00	0,00	0,01	
Erdbeersahnetorte	100	202,0	0,14	0,07	1,00	0,48	
Erdnuss	20	112,2	0,00	0,00	0,00	2,19	
Erdnuss geröstet	20	115,8	0,00	0,00	0,00	1,76	
Erdnussbutter	20	119,4	0,00	0,00	0,00	1,36	
Erdnussflips	25	132,3	0,01	0,04	0,00	1,25	
Erdnussmus	20	115,6	0,00	0,00	0,00	1,64	
Erdnussöl	12	105,5	0,00	0,00	0,00	1,23	
Essig/Weinessig	15	2,9	0,00	0,00	0,00	0,00	
Estragon	5	2,5	0,00	0,02	0,00	0,05	
F							
Fasan	150	202,5	0,07	0,00	0,00	0,90	
Feige	20	12,6	0,00	0,01	0,00	0,10	
Feige getrocknet	25	71,0	0,01	0,05	0,00	0,51	
Felchen gegart	180	140,4	0,02	0,00	1,80	3,34	
Felchen geräuchert	75	81,0	0,01	0,00	0,75	2,02	
Feldsalat	50	7,0	0,33	1,95	0,00	0,30	
Fenchel gegart	150	33,0	1,18	7,10	0,00	10,07	
Fenchelsamen	5	17,3	0,00	0,00	0,00	0,04	
Ferkel mf.	150	265,5	0,01	0,00	0,00	0,63	
Feta	30	70,8	0,07	0,03	0,11	0,15	
Fischbrühe	300	69,0	1,34	1,43	0,00	0,10	
Fischfilet »Müllerin Art«	230	411,7	0,14	0,06	6,00	3,73	
Fischfilet paniert	200	346,0	0,04	0,09	1,34	0,95	
Fischfrikadelle	120	189,6	0,05	0,08	2,21	1,20	
Fischstäbchen gebraten	150	289,5	0,02	0,00	1,38	0,59	

Vit K in µg p. P.	Vit B$_1$ in mg p. P.	Vit B$_2$ in mg p. P.	Vit B$_3$ in mg p. P.	Vit B$_6$ in mg p. P.	Folsäure in µg p. P.	Vit B$_5$ in mg p. P.	Biotin in µg p. P.	Vit B$_{12}$ in µg p. P.	Vit C in mg p. P.
88,00	0,64	0,23	2,40	0,15	44,00	1,58	14,80	0,00	2,39
4,00	0,02	0,03	0,30	0,05	8,00	0,16	1,80	0,20	23,94
16,25	0,04	0,06	0,63	0,08	18,75	0,38	5,00	0,00	81,25
10,00	0,01	0,02	0,19	0,02	1,25	0,11	1,25	0,00	12,20
6,00	0,03	0,10	0,21	0,04	7,00	0,28	3,00	0,20	23,10
0,75	0,00	0,00	0,01	0,00	0,00	0,01	0,00	0,00	0,60
18,00	0,03	0,09	0,22	0,04	5,00	0,27	4,00	0,00	12,09
0,20	0,18	0,03	3,06	0,09	11,20	0,54	6,80	0,00	0,00
0,00	0,05	0,03	2,86	0,08	9,60	0,43	7,06	0,00	0,00
2,00	0,03	0,02	3,00	0,12	5,40	0,25	13,40	0,00	0,00
6,00	0,04	0,01	0,81	0,03	1,75	0,15	2,25	0,00	0,00
0,00	0,03	0,02	2,62	0,08	5,60	0,18	3,44	0,00	0,00
0,12	0,00	0,00	0,00	0,00	0,00	0,00	0,00	0,00	0,00
0,00	0,00	0,00	0,00	0,00	0,00	0,00	0,00	0,00	0,00
15,00	0,01	0,01	0,08	0,01	2,10	0,01	0,10	0,00	0,10
0,00	0,13	0,23	7,58	0,99	10,50	1,40	3,00	1,20	0,00
2,00	0,01	0,01	0,08	0,02	1,00	0,06	1,00	0,00	0,55
10,25	0,04	0,05	0,38	0,10	4,25	0,27	4,50	0,00	2,47
0,00	0,09	0,11	3,20	0,37	12,60	0,62	10,80	3,60	0,75
0,00	0,06	0,06	1,94	0,22	7,50	0,38	6,75	2,25	0,45
100,00	0,04	0,04	0,19	0,13	11,00	0,10	0,50	0,00	17,50
402,00	0,19	0,11	0,20	0,11	45,00	0,29	3,00	0,00	70,21
15,00	0,02	0,02	0,31	0,01	0,20	0,01	0,10	0,00	0,25
24,00	1,30	0,32	6,62	0,82	1,50	0,87	7,05	1,50	0,00
9,00	0,01	0,09	0,06	0,03	4,20	0,15	0,72	0,45	0,00
30,00	0,06	0,15	4,26	0,35	3,00	0,43	0,60	0,00	4,65
11,50	0,22	0,14	4,28	0,69	13,80	0,62	20,01	8,05	3,36
16,00	0,10	0,22	3,62	0,34	12,00	0,60	11,20	3,80	2,45
27,60	0,09	0,10	1,59	0,26	10,80	0,43	10,08	2,88	0,76
4,50	0,13	0,15	1,15	0,34	7,50	0,25	8,25	1,35	0,69

Produktbezeichnung	Portion in g	kcal pro p. P.	Vit A in mg p. P.	ß-Car. in mg p. P.	Vit D in µg p. P.	Vit E in mg p. P.	
Fladenbrot	50	117,5	0,00	0,00	0,00	0,17	
Fleischbrühe klar	300	147,0	0,26	1,37	0,00	0,60	
Fleischpastete	350	875,0	2,51	0,19	1,16	1,92	
Fleischwurst	30	84,9	0,00	0,02	0,00	0,08	
Flunder gebraten	250	367,5	0,14	0,31	2,38	2,13	
Flunder gegart	180	82,8	0,01	0,00	0,00	0,55	
Flunder geräuchert	75	75,8	0,01	0,00	0,75	0,53	
Flunder paniert	200	358,0	0,13	0,05	1,90	1,69	
Flunderfilet gegart	150	168,0	0,01	0,00	1,50	1,13	
Flusskrebs gegart	100	92,0	0,00	0,00	0,00	0,09	
Forelle blau	200	236,0	0,03	0,00	42,88	3,55	
Forelle gegart	180	115,2	0,01	0,00	18,00	1,54	
Forelle geräuchert	75	90,0	0,01	0,00	15,00	1,26	
Forelle Müllerin	200	354,0	0,14	0,16	37,52	3,56	
Forelle paniert	200	376,0	0,14	0,05	29,64	3,15	
Forellenfilet	150	169,5	0,03	0,00	27,00	2,50	
Forellenfilet gegart	150	184,5	0,02	0,00	33,00	2,78	
Frankfurter Kranz	70	254,1	0,12	0,06	0,70	1,83	
Frankfurter Würstchen	100	276,0	0,00	0,01	0,00	0,28	
Frikadelle	70	109,2	0,03	0,01	0,12	0,53	
Frischkäse 50 % F. i. Tr.	30	84,3	0,07	0,03	0,09	0,21	
Frischkäse 70 % F. i. Tr.	30	113,1	0,11	0,05	0,11	0,28	
Frischkäse m. Kräutern 60 % F. i. Tr.	30	74,7	0,08	0,04	0,14	0,21	
Frittierfett	15	132,5	0,00	0,00	0,00	0,00	
Fruchtdickmilch mit Süßstoff	150	93,0	0,06	0,03	0,11	0,21	
Frühlingsquark mit Kartoffeln u. Butter	400	412,0	0,25	0,68	0,36	1,09	
Frühlingsrolle mit Gemüsefüllung	150	304,5	0,09	0,19	0,29	5,43	
Frühlingssuppe klar	350	175,0	1,51	3,50	0,00	0,66	
G							
Gans gegart	150	418,5	0,09	0,00	0,00	0,00	
Gänsebraten mit Soße	300	975,0	0,12	0,03	0,00	0,05	

Vit K in µg p. P.	Vit B$_1$ in mg p. P.	Vit B$_2$ in mg p. P.	Vit B$_3$ in mg p. P.	Vit B$_6$ in mg p. P.	Folsäure in µg p. P.	Vit B$_5$ in mg p. P.	Biotin in µg p. P.	Vit B$_{12}$ in µg p. P.	Vit C in mg p. P.
4,50	0,04	0,03	0,38	0,05	2,50	0,09	1,00	0,00	0,00
132,00	0,06	0,16	2,49	0,16	6,00	0,42	2,70	2,40	8,43
105,00	0,50	0,89	7,06	0,60	24,50	2,48	14,00	8,40	7,64
2,70	0,14	0,04	0,56	0,08	0,00	0,09	0,30	0,30	6,48
42,50	0,46	0,43	6,55	0,48	12,50	1,31	2,25	2,25	9,95
0,00	0,14	0,13	2,08	0,15	3,60	0,42	0,75	0,72	0,42
0,00	0,14	0,12	2,00	0,15	3,75	0,40	0,75	0,75	0,40
18,00	0,32	0,31	4,02	0,33	16,00	1,21	7,60	1,80	5,03
0,00	0,30	0,26	4,28	0,32	7,50	0,86	1,50	1,50	0,86
0,00	0,12	0,07	1,47	1,54	7,00	0,30	5,00	2,00	1,89
0,00	0,15	0,12	5,64	0,38	6,00	2,84	7,80	9,80	5,10
0,00	0,06	0,06	2,44	0,17	1,80	1,23	3,60	3,60	2,21
0,00	0,05	0,04	2,00	0,13	2,25	1,01	3,00	3,00	1,81
26,00	0,14	0,12	5,11	0,36	6,00	2,56	7,00	8,40	8,28
18,00	0,16	0,16	4,11	0,32	14,00	2,42	11,80	7,00	7,87
0,00	0,13	0,11	5,12	0,35	4,50	2,58	6,75	7,50	5,40
0,00	0,12	0,10	4,42	0,30	4,50	2,23	6,00	7,50	4,00
14,70	0,03	0,08	0,27	0,03	3,50	0,20	3,50	0,00	0,36
10,00	0,56	0,16	2,10	0,34	0,00	0,37	2,00	1,00	22,17
31,50	0,29	0,18	3,92	0,18	2,10	0,46	3,50	2,52	0,40
7,50	0,02	0,08	0,04	0,02	2,70	0,16	1,65	0,21	0,06
10,50	0,01	0,06	0,03	0,02	1,80	0,08	1,38	0,12	0,00
9,00	0,01	0,07	0,02	0,02	2,70	0,16	1,50	0,21	0,06
0,00	0,00	0,00	0,00	0,00	0,00	0,00	0,00	0,00	0,00
6,00	0,06	0,23	0,15	0,07	6,00	0,50	4,80	0,75	2,79
192,00	0,24	0,66	1,80	0,51	44,00	1,81	12,80	1,60	42,15
99,00	0,18	0,16	2,02	0,17	12,00	0,57	4,50	0,60	7,49
73,50	0,18	0,22	3,56	0,27	21,00	0,79	3,15	0,00	22,73
0,00	0,16	0,58	11,46	1,10	4,50	1,01	12,00	0,60	0,00
3,00	0,21	0,74	14,65	1,41	6,00	1,30	16,20	0,00	1,31

Produktbezeichnung	Portion in g	kcal pro p. P.	Vit A in mg p. P.	ß-Car. in mg p. P.	Vit D in µg p. P.	Vit E in mg p. P.
Gänseei	65	116,4	0,43	0,65	3,25	0,26
Gänsekeule überbacken mit Soße	300	561,0	0,19	0,44	0,06	0,48
Gänseklein gegart	150	436,5	0,09	0,00	0,00	0,00
Gänseleber	125	163,8	8,75	0,00	1,25	0,50
Gänseleberpastete	30	74,1	1,63	0,01	0,30	0,10
Gänseschmalz	15	132,5	0,00	0,00	0,00	0,41
Garnele	100	102,0	0,00	0,00	0,50	4,00
Garnelensuppe Konserve, Abtropfgew.	250	220,0	0,00	0,00	0,00	8,70
Geflügelbrühe	300	240,0	0,22	1,05	0,00	0,44
Geflügelcremesuppe	350	210,0	1,25	1,24	0,11	0,63
Geflügeldöner	350	574,0	0,17	0,63	0,32	1,74
Geflügelmortadella	30	52,2	0,01	0,03	0,00	0,03
Geflügelsalat m. Walnüssen u. Sahne	100	262,0	0,06	0,05	0,30	3,20
Gelatine	1	3,4	0,00	0,00	0,00	0,00
Gelee extra	25	64,8	0,00	0,00	0,00	0,05
Gemüsebrühe	300	57,0	0,17	0,85	0,00	3,61
Gemüseburger	200	236,0	0,52	2,32	0,46	0,84
Gemüsezwiebel	80	22,4	0,00	0,01	0,00	0,06
Germknödel	330	841,5	0,18	0,10	0,43	2,72
Gerste Vollkorn gegart	180	183,6	0,00	0,00	0,00	0,46
Gerstenflocken	40	125,6	0,00	0,00	0,00	0,26
Gerstenmehl	10	33,6	0,00	0,00	0,00	0,09
Getreidesprossen	12	8,4	0,00	0,00	0,00	0,04
Gewürzgurke	50	8,0	0,03	0,15	0,00	0,03
Glühwein	200	210,0	0,00	0,00	0,00	0,00
Glutamat	0,5	2,0	0,00	0,00	0,00	0,00
Glutenfr. Brot dunkel	45	99,9	0,00	0,03	0,00	0,13
Glutenfr. Hirsebrot	45	113,9	0,00	0,03	0,00	0,48
Glutenfr. Kastanienbrot	45	79,7	0,00	0,01	0,00	0,21
Glutenfr. Körnerbrot	45	98,1	0,01	0,03	0,00	0,45
Glutenfr. Löffelbiskuit	20	83,6	0,03	0,01	0,20	0,27
Glutenfr. Mehl	10	35,0	0,00	0,00	0,00	0,00

	Vit K in µg p. P.	Vit B$_1$ in mg p. P.	Vit B$_2$ in mg p. P.	Vit B$_3$ in mg p. P.	Vit B$_6$ in mg p. P.	Folsäure in µg p. P.	Vit B$_5$ in mg p. P.	Biotin in µg p. P.	Vit B$_{12}$ in µg p. P.	Vit C in mg p. P.
	29,25	0,10	0,25	0,13	0,15	18,20	1,14	13,00	3,32	0,00
	54,00	0,19	0,41	8,70	0,77	6,00	0,95	10,50	0,30	4,65
	0,00	0,16	0,59	11,57	1,11	4,50	1,02	12,00	0,60	0,00
	100,00	0,38	4,00	12,50	0,95	685,00	8,75	262,50	67,50	5,63
	24,90	0,11	0,75	1,83	0,20	94,50	1,46	20,10	9,90	0,52
	0,00	0,00	0,00	0,00	0,00	0,00	0,00	0,00	0,00	0,00
	0,00	0,05	0,03	2,55	0,10	6,00	0,28	1,00	0,90	2,00
	0,00	0,09	0,05	3,88	0,16	10,00	0,42	2,50	2,50	3,04
	78,00	0,05	0,15	4,02	0,26	9,00	0,75	2,70	0,00	5,60
	7,00	0,07	0,28	4,86	0,38	3,50	0,80	2,80	0,00	1,89
	101,50	0,24	0,28	11,01	0,70	24,50	1,38	10,50	0,35	5,79
	1,50	0,05	0,06	1,18	0,15	0,90	0,26	0,30	0,30	7,89
	10,00	0,11	0,15	3,48	0,43	13,00	0,71	5,60	0,20	3,18
	0,00	0,00	0,00	0,00	0,00	0,00	0,00	0,00	0,00	0,00
	0,50	0,00	0,00	0,02	0,00	0,00	0,01	0,00	0,00	0,72
	51,00	0,02	0,02	0,30	0,06	3,00	0,10	0,90	0,00	4,72
	110,00	0,18	0,15	1,50	0,31	34,00	0,80	8,00	0,40	18,84
	248,00	0,03	0,02	0,16	0,10	11,20	0,14	2,80	0,00	6,51
	26,40	0,35	0,23	1,13	0,25	29,70	1,40	7,59	0,00	0,67
	0,00	0,15	0,10	2,54	0,22	7,20	0,29	3,60	0,00	0,00
	0,40	0,08	0,03	1,24	0,12	4,40	0,20	1,60	0,00	0,00
	0,10	0,02	0,01	0,55	0,03	1,10	0,06	0,40	0,00	0,00
	0,60	0,01	0,00	0,28	0,01	0,48	0,04	0,19	0,00	0,00
	6,00	0,00	0,01	0,05	0,00	1,00	0,07	0,00	0,00	1,00
	0,00	0,00	0,03	0,14	0,03	2,00	0,26	1,80	0,20	2,60
	0,00	0,00	0,00	0,00	0,00	0,00	0,00	0,00	0,00	0,00
	6,30	0,01	0,01	0,09	0,00	0,45	0,02	0,45	0,00	0,00
	5,85	0,08	0,03	0,47	0,07	2,25	0,15	0,90	0,00	0,00
	4,95	0,03	0,02	0,17	0,02	1,35	0,04	0,45	0,00	1,16
	3,60	0,08	0,06	0,42	0,08	4,05	0,14	1,35	0,00	5,21
	7,00	0,02	0,03	0,06	0,01	1,80	0,15	3,00	0,20	0,00
	1,00	0,00	0,00	0,00	0,00	0,00	0,00	0,00	0,00	0,00

Produktbezeichnung	Portion in g	kcal pro p. P.	Vit A in mg p. P.	ß-Car. in mg p. P.	Vit D in µg p. P.	Vit E in mg p. P.
Glutenfr. Müslikeks	20	85,8	0,01	0,03	0,00	1,88
Glutenfr. Nudeln	60	213,0	0,00	0,00	0,00	0,00
Glutenfr. Toastbrot	30	86,4	0,00	0,00	0,00	0,88
Glutenfr. Waffeln	20	102,2	0,00	0,02	0,00	3,43
Glutenfr. Weißbrot	40	97,2	0,00	0,01	0,00	0,44
Glutenfr. Zwieback	10	43,5	0,01	0,02	0,00	0,92
Goldbackfisch TK	150	225,0	0,06	0,00	3,00	1,67
Gorgonzola	30	106,8	0,08	0,03	0,30	0,18
Gouda 30 % F. i. Tr.	30	76,8	0,06	0,03	0,10	0,14
Gouda 60 % F. i. Tr.	30	126,0	0,10	0,03	0,36	0,21
Grahambrot	40	84,8	0,00	0,00	0,00	0,49
Granatapfel	125	97,5	0,01	0,05	0,00	0,25
Granatapfelsaft	200	154,0	0,01	0,08	0,00	0,41
Grapefruit	100	50,0	0,00	0,02	0,00	0,25
Grapefruitsaft	200	96,0	0,01	0,03	0,00	0,51
Graubrot	45	94,5	0,00	0,00	0,00	0,32
Graupen, Perlgraupen	20	67,8	0,00	0,00	0,00	0,04
Graupensuppe	350	171,5	1,47	2,63	0,00	0,32
Greyerzer 50 % F. i. Tr.	30	121,8	0,13	0,06	0,09	0,23
Grießbrei	200	146,0	0,05	0,01	0,28	0,31
Grießklöße	250	377,5	0,19	0,19	0,88	1,29
Grießpudding	250	545,0	0,16	0,03	1,35	3,02
Grünkern Vollkorn gegart	180	187,2	0,00	0,00	0,00	0,21
Grünkern-Gemüse-Bratling	200	288,0	0,25	1,01	0,50	3,01
Grünkohl gegart	150	42,0	1,02	6,14	0,00	2,24
Grünkohl Konserve, Abtropfgew.	150	49,5	1,02	6,10	0,00	2,62
Grünkohleintopf mit Kochwurst	450	391,5	1,45	8,67	0,00	3,61
Grützblutwurst	30	71,7	0,03	0,04	0,00	0,08
Guave	100	38,0	0,04	0,22	0,00	0,40
Guave Konserve, Abtropfgew.	100	76,0	0,03	0,18	0,00	0,36
Guavennektar	200	102,0	0,02	0,11	0,00	0,21
Gulaschsuppe	400	248,0	1,43	2,13	0,00	0,74

Vit K in µg p. P.	Vit B$_1$ in mg p. P.	Vit B$_2$ in mg p. P.	Vit B$_3$ in mg p. P.	Vit B$_6$ in mg p. P.	Folsäure in µg p. P.	Vit B$_5$ in mg p. P.	Biotin in µg p. P.	Vit B$_{12}$ in µg p. P.	Vit C in mg p. P.
8,20	0,06	0,05	0,23	0,03	2,00	0,14	2,80	0,00	0,10
12,00	0,00	0,00	0,02	0,00	0,00	0,00	0,00	0,00	0,00
3,90	0,00	0,01	0,05	0,00	0,30	0,01	0,30	0,00	55,42
2,60	0,03	0,06	0,11	0,02	0,40	0,14	1,60	0,00	0,08
6,00	0,02	0,01	0,11	0,00	0,80	0,02	0,40	0,00	0,00
3,20	0,02	0,02	0,16	0,01	1,00	0,05	0,90	0,00	0,00
3,00	0,11	0,12	3,00	0,49	9,00	0,54	13,50	4,50	0,71
9,00	0,02	0,13	0,10	0,03	9,00	0,51	0,60	0,36	0,30
4,80	0,02	0,11	0,03	0,02	5,70	0,12	0,51	0,66	0,00
12,00	0,02	0,11	0,03	0,02	5,40	0,24	0,54	0,60	0,00
8,00	0,07	0,05	1,38	0,10	5,20	0,26	2,80	0,00	0,00
12,50	0,06	0,03	0,38	0,13	6,25	0,75	2,50	0,00	8,75
20,00	0,08	0,03	0,49	0,17	4,00	0,99	4,00	0,00	8,64
3,00	0,05	0,02	0,24	0,03	9,00	0,25	0,40	0,00	44,00
6,00	0,08	0,04	0,39	0,05	10,00	0,40	0,00	0,00	53,45
13,05	0,06	0,03	0,30	0,05	4,05	0,17	1,35	0,00	0,00
0,20	0,02	0,02	0,62	0,04	2,20	0,10	0,80	0,00	0,00
63,00	0,07	0,18	3,53	0,29	10,50	0,49	2,10	0,00	8,62
10,50	0,02	0,10	0,03	0,02	3,00	0,12	0,51	0,60	0,65
10,00	0,03	0,14	0,21	0,05	6,00	0,39	4,00	0,20	0,65
82,50	0,13	0,33	0,92	0,15	25,00	1,13	10,75	0,50	3,01
40,00	0,12	0,34	0,87	0,14	25,00	1,21	13,50	1,00	1,73
19,80	0,11	0,05	0,79	0,12	7,20	0,51	1,80	0,00	0,00
100,00	0,20	0,15	0,97	0,19	16,00	0,86	10,40	0,60	4,17
330,00	0,07	0,20	1,66	0,21	22,50	0,92	0,00	0,00	62,37
385,50	0,04	0,20	1,58	0,18	6,00	0,76	0,00	0,00	40,52
526,50	0,44	0,60	5,89	0,71	67,50	2,12	1,80	0,90	178,12
6,90	0,13	0,05	0,57	0,10	0,90	0,14	0,90	0,30	0,07
10,00	0,03	0,04	1,10	0,14	26,00	0,15	3,00	0,00	273,00
10,00	0,01	0,02	0,48	0,06	3,00	0,07	1,00	0,00	60,94
6,00	0,01	0,02	0,44	0,06	6,00	0,06	2,00	0,00	77,37
116,00	0,10	0,24	4,54	0,32	8,00	0,56	2,40	0,80	7,74

Gummibonbons

Produktbezeichnung	Portion in g	kcal pro p. P.	Vit A in mg p. P.	ß-Car. in mg p. P.	Vit D in µg p. P.	Vit E in mg p. P.
Gummibonbons	5	9,4	0,00	0,00	0,00	0,00
Gurke	150	13,5	0,07	0,42	0,00	0,07
Gurke gegart	150	18,0	0,10	0,59	0,00	0,11
Gurke Konserve, Abtropfgew.	150	15,0	0,08	0,46	0,00	0,10
H						
Hackfleisch gemischt gegart	100	239,0	0,01	0,00	0,00	0,46
Hackfleisch Rind gegart	100	223,0	0,02	0,00	0,00	0,42
Hackfleisch Schwein gegart	100	264,0	0,01	0,00	0,00	0,52
Hacksteak gegart	200	402,0	0,02	0,00	0,00	0,64
Hafer gegart	180	207,0	0,00	0,00	0,00	0,57
Haferbrei	250	402,5	0,15	0,06	0,68	1,15
Haferflocken	40	148,0	0,00	0,00	0,00	0,58
Haferflocken gegart	80	63,2	0,00	0,00	0,00	0,29
Haferflocken Vollkorn	40	148,0	0,00	0,00	0,00	0,58
Haferflockenplätzchen	50	208,5	0,09	0,04	0,50	0,62
Hafergrütze gegart	180	194,4	0,00	0,00	0,00	0,74
Hafervollkornbrot	50	103,0	0,00	0,00	0,00	0,49
Hagebuttenkonfitüre	25	74,0	0,02	0,11	0,00	0,02
Hähnchen gegart	150	283,5	0,05	0,00	0,00	0,10
Hähnchen gegrillt	250	435,0	0,06	0,00	0,00	3,50
Hähnchen Innereien gegart	125	183,8	18,97	0,00	1,25	0,48
Hähnchenbrust	150	153,0	0,04	0,00	0,02	0,38
Hähnchenflügel	150	312,0	0,11	0,00	0,00	0,15
Hähnchenklein gegart	150	342,0	0,08	0,00	0,00	0,16
Hähnchenleber gegart	125	183,8	18,97	0,00	1,25	0,48
Hähnchenschenkel gegart	150	321,0	0,05	0,00	0,00	0,24
Halbbitterkuvertüre	25	99,0	0,00	0,00	0,00	0,06
Hamburger	103	253,4	0,01	0,01	0,04	0,65
Hammelbraten mf.	125	277,5	0,00	0,00	0,00	0,28
Hammelbrust gegart	125	256,3	0,00	0,00	0,00	0,28
Hammelfilet gegart	125	187,5	0,00	0,00	0,00	0,28

	Vit K in µg p. P.	Vit B$_1$ in mg p. P.	Vit B$_2$ in mg p. P.	Vit B$_3$ in mg p. P.	Vit B$_6$ in mg p. P.	Folsäure in µg p. P.	Vit B$_5$ in mg p. P.	Biotin in µg p. P.	Vit B$_{12}$ in µg p. P.	Vit C in mg p. P.
	0,00	0,00	0,00	0,00	0,00	0,00	0,00	0,00	0,00	0,00
	13,50	0,02	0,03	0,22	0,04	16,50	0,26	0,90	0,00	8,64
	19,50	0,02	0,03	0,23	0,04	9,00	0,28	1,50	0,00	6,67
	18,00	0,02	0,02	0,15	0,03	3,00	0,18	0,00	0,00	3,05
	14,00	0,21	0,24	4,17	0,18	0,00	0,42	3,00	3,00	0,00
	13,00	0,10	0,26	4,83	0,11	0,00	0,41	3,00	4,00	0,00
	17,00	0,38	0,22	3,15	0,29	1,00	0,44	4,00	1,00	0,00
	28,00	0,61	0,38	8,82	0,38	0,00	0,82	4,80	5,40	0,22
	34,20	0,18	0,09	1,25	0,37	3,60	0,30	5,40	0,00	0,00
	42,50	0,26	0,36	0,50	0,15	15,00	1,18	16,00	0,50	1,47
	25,20	0,24	0,06	0,40	0,06	4,40	0,44	8,00	0,00	0,00
	12,00	0,06	0,02	0,15	0,02	0,80	0,13	2,40	0,00	0,00
	25,20	0,24	0,06	0,40	0,06	4,40	0,44	8,00	0,00	0,00
	21,00	0,08	0,05	0,21	0,04	2,50	0,24	5,00	0,00	0,01
	32,40	0,19	0,10	1,09	0,05	1,80	0,27	7,20	0,00	0,00
	16,50	0,06	0,05	0,72	0,11	7,50	0,27	3,00	0,00	0,00
	0,50	0,00	0,00	0,01	0,00	0,00	0,00	0,00	0,00	11,51
	0,00	0,13	0,30	9,41	0,83	6,00	1,32	3,00	0,00	0,00
	0,00	0,23	0,32	11,28	0,93	10,00	1,69	4,75	0,00	0,00
	108,75	0,45	3,69	14,91	0,97	396,25	9,20	270,00	30,00	27,52
	0,00	0,11	0,14	15,75	0,80	6,00	1,26	3,00	0,60	0,00
	0,00	0,08	0,23	7,50	0,38	6,00	1,20	3,00	0,45	0,00
	0,00	0,06	0,30	7,92	0,42	4,50	1,19	3,00	0,60	0,00
	108,75	0,45	3,69	14,91	0,97	396,25	9,20	270,00	30,00	27,52
	0,00	0,17	0,43	10,43	0,47	19,50	1,56	6,00	0,60	0,00
	0,25	0,02	0,09	0,24	0,02	3,00	0,18	2,53	0,10	0,28
	13,39	0,21	0,10	2,28	0,13	2,06	0,29	2,78	1,13	0,13
	0,00	0,14	0,26	7,01	0,18	5,00	0,86	0,00	3,25	0,00
	0,00	0,09	0,24	5,39	0,12	5,00	0,48	0,00	2,50	0,00
	0,00	0,10	0,28	6,01	0,13	6,25	0,49	0,00	2,50	0,00

Hammelkeule

Produktbezeichnung	Portion in g	kcal pro p. P.	Vit A in mg p. P.	ß-Car. in mg p. P.	Vit D in µg p. P.	Vit E in mg p. P.	
Hammelkeule gegart	125	338,8	0,00	0,00	0,00	0,30	
Hammelkotelett mf. gegart	150	388,5	0,00	0,00	0,00	0,36	
Hammellende gegart	125	186,3	0,00	0,00	0,00	0,28	
Hammeltalg	15	110,1	0,00	0,00	0,00	0,08	
Hase gegart i.D.	150	229,5	0,00	0,00	0,00	0,18	
Haselnuss	20	127,2	0,00	0,01	0,00	5,26	
Haselnusscreme	200	472,0	0,34	0,15	1,42	5,76	
Haselnussmus	20	130,4	0,00	0,01	0,00	4,85	
Haselnussöl	12	105,8	0,00	0,00	0,00	1,20	
Hasenbraten mit Soße	200	340,0	0,08	0,44	0,00	1,33	
Hasenragout	350	213,5	0,04	0,18	0,00	0,90	
Havarti 45 % F.i.Tr.	30	96,6	0,07	0,03	0,24	0,23	
Hecht gegart	180	90,0	0,01	0,00	1,80	0,90	
Hechtfilet gegart	150	139,5	0,02	0,00	3,00	1,52	
Hechtfilet paniert	200	338,0	0,14	0,05	3,22	2,04	
Hefe	5	4,2	0,00	0,00	0,00	0,01	
Hefebrühe Extrakt	5	14,6	0,00	0,02	0,00	0,38	
Hefeflocken	3	10,8	0,00	0,00	0,00	0,11	
Hefeteig	100	302,0	0,10	0,02	0,39	0,54	
Hefeweizenbier	330	125,4	0,00	0,00	0,00	0,00	
Hefezopf	100	302,0	0,13	0,05	1,00	0,74	
Heidelbeere	125	52,5	0,01	0,04	0,00	2,59	
Heidelbeere gegart	125	55,0	0,01	0,05	0,00	2,85	
Heidelbeere Konserve, Abtropfgew.	125	92,5	0,01	0,03	0,00	1,88	
Heidelbeerkonfitüre	25	67,8	0,00	0,00	0,00	0,10	
Heilbutt gegart	180	158,4	0,03	0,00	9,00	1,26	
Heilbutt gegrillt	200	342,0	0,14	0,18	10,16	2,79	
Heilbutt geräuchert	75	76,5	0,02	0,00	4,50	0,64	
Heilbutt paniert	200	360,0	0,15	0,05	8,58	1,90	
Heilbuttfilet gegart	150	168,0	0,04	0,00	9,00	1,37	
Hering gegart brut.	180	286,2	0,03	0,00	30,60	1,87	
Hering geräuchert	75	162,8	0,02	0,00	18,75	1,12	

Vit K in µg p. P.	Vit B$_1$ in mg p. P.	Vit B$_2$ in mg p. P.	Vit B$_3$ in mg p. P.	Vit B$_6$ in mg p. P.	Folsäure in µg p. P.	Vit B$_5$ in mg p. P.	Biotin in µg p. P.	Vit B$_{12}$ in µg p. P.	Vit C in mg p. P.
0,00	0,09	0,27	5,65	0,11	5,00	0,50	0,00	2,50	0,00
0,00	0,11	0,32	6,49	0,14	6,00	0,60	0,00	3,00	0,00
0,00	0,10	0,28	6,04	0,13	6,25	0,49	0,00	2,50	0,00
0,00	0,00	0,00	0,00	0,00	0,00	0,00	0,00	0,00	0,00
0,00	0,08	0,09	8,94	0,27	6,00	0,71	0,00	1,50	0,00
1,80	0,08	0,04	0,27	0,06	6,60	0,23	7,80	0,00	0,60
44,00	0,10	0,28	0,29	0,12	16,00	1,01	13,80	0,40	1,53
1,80	0,04	0,03	0,19	0,04	3,40	0,14	4,00	0,00	0,31
3,00	0,00	0,00	0,00	0,00	0,00	0,00	0,00	0,00	0,00
24,00	0,12	0,12	7,19	0,30	10,00	1,00	2,00	12,00	5,69
59,50	0,12	0,08	5,49	0,24	7,00	0,54	1,05	1,05	2,51
7,50	0,02	0,11	0,03	0,02	5,40	0,24	0,90	0,60	0,00
0,00	0,07	0,05	1,23	0,12	5,40	0,18	1,80	1,80	2,50
0,00	0,12	0,08	2,08	0,20	7,50	0,31	3,00	3,00	4,23
18,00	0,16	0,15	2,05	0,23	16,00	0,73	9,20	3,20	8,07
0,00	0,05	0,10	0,65	0,04	13,70	0,18	3,00	0,00	0,00
0,10	0,00	0,00	0,04	0,00	0,60	0,01	0,14	0,00	0,00
0,00	0,22	0,08	0,78	0,08	1,68	0,15	0,72	0,00	0,00
16,00	0,08	0,14	0,79	0,13	15,00	0,42	5,30	0,20	0,37
0,00	0,00	0,13	2,74	0,13	13,20	0,26	1,65	0,33	0,00
24,00	0,05	0,10	0,47	0,10	6,00	0,34	6,00	0,00	0,23
12,50	0,03	0,03	0,50	0,08	3,75	0,20	1,38	0,00	37,50
13,75	0,02	0,02	0,41	0,06	2,50	0,17	1,25	0,00	22,68
7,50	0,01	0,01	0,18	0,03	0,00	0,07	0,00	0,00	6,74
0,50	0,00	0,00	0,01	0,00	0,00	0,00	0,00	0,00	0,28
0,00	0,10	0,08	5,75	0,40	7,20	0,38	3,60	1,80	0,00
24,00	0,13	0,11	7,07	0,50	10,00	0,50	5,20	1,60	6,81
0,00	0,05	0,04	2,93	0,20	3,75	0,19	2,25	0,75	0,00
18,00	0,15	0,15	5,80	0,44	16,00	0,82	10,40	1,80	4,25
0,00	0,11	0,09	6,27	0,43	7,50	0,41	4,50	1,50	0,00
0,00	0,04	0,17	3,69	0,29	3,60	0,91	10,80	9,00	0,58
0,00	0,02	0,10	2,21	0,18	1,50	0,55	6,75	6,00	0,35

Hering

Produktbezeichnung	Portion in g	kcal pro p. P.	Vit A in mg p. P.	ß-Car. in mg p. P.	Vit D in µg p. P.	Vit E in mg p. P.	
Hering Konserve, Abtropfgew.	65	132,0	0,01	0,00	7,15	0,48	
Heringsfilet	150	309,0	0,04	0,00	33,75	2,25	
Heringsfilet gegart	150	355,5	0,03	0,00	39,00	2,35	
Heringsfilet in Sahne-Meerrettich	90	158,4	0,01	0,00	10,80	3,58	
Heringsfilet Matjesart	90	188,1	0,03	0,00	21,60	1,47	
Heringssalat m. Äpfeln u. Zwiebeln	150	265,5	0,03	0,01	25,89	2,81	
Himbeere	125	42,5	0,00	0,02	0,00	1,14	
Himbeere Konserve, Abtropfgew.	125	85,0	0,00	0,01	0,00	0,69	
Himbeerkonfitüre	25	67,0	0,00	0,00	0,00	0,04	
Himbeersaft	200	78,0	0,01	0,03	0,00	1,94	
Himmel und Erde	350	245,0	0,01	0,05	0,00	0,60	
Hinterschinken	30	36,3	0,00	0,00	0,00	0,06	
Hirsch gegart i.D.	150	223,5	0,00	0,00	0,00	0,23	
Hirschbraten mit Soße	400	352,0	1,22	1,37	0,20	1,38	
Hirschkotelett mit Pfifferlingen	350	514,5	0,32	1,08	1,61	2,39	
Hirse gegart	180	205,2	0,00	0,00	0,00	0,28	
Hirseflocken	40	141,6	0,00	0,00	0,00	0,16	
Holunderbeere	125	60,0	0,08	0,45	0,00	1,25	
Holunderbeere gegart	125	62,5	0,08	0,47	0,00	1,38	
Holunderbeersaft	200	100,0	0,12	0,73	0,00	2,08	
Holundersuppe m. Äpfeln u. Klößen	350	210,0	0,07	0,21	0,28	1,19	
Honig	25	76,5	0,00	0,00	0,00	0,00	
Honigkuchen	70	251,3	0,03	0,02	0,00	1,63	
Honigmelone	125	32,5	0,42	2,50	0,00	0,13	
Huhn in Currysoße Konserve	150	216,0	0,05	0,05	0,00	0,16	
Hühnerbrühe gekörnt	3	4,5	0,00	0,00	0,00	0,00	
Hühnerfrikassee	450	607,5	0,25	0,57	0,81	1,12	
Hühnerpastete	30	78,0	0,01	0,00	0,00	0,08	
Hummer gegart	100	88,0	0,00	0,00	0,00	1,39	
Hummersuppe	400	492,0	1,25	1,49	0,68	9,90	
Hüttenkäse 20 % F. i. Tr.	30	30,6	0,02	0,01	0,03	0,02	

Vit K in µg p. P.	Vit B$_1$ in mg p. P.	Vit B$_2$ in mg p. P.	Vit B$_3$ in mg p. P.	Vit B$_6$ in mg p. P.	Folsäure in µg p. P.	Vit B$_5$ in mg p. P.	Biotin in µg p. P.	Vit B$_{12}$ in µg p. P.	Vit C in mg p. P.
0,00	0,02	0,07	1,45	0,12	1,30	0,36	3,90	3,25	0,27
0,00	0,06	0,27	5,70	0,45	4,50	1,41	15,00	12,75	1,05
0,00	0,05	0,22	4,64	0,37	3,00	1,15	13,50	12,00	0,73
1,80	0,02	0,06	1,33	0,11	1,80	0,33	3,60	3,60	2,04
0,00	0,04	0,18	3,72	0,30	3,60	0,92	9,90	8,10	0,69
25,50	0,06	0,22	4,44	0,37	6,00	1,12	12,00	9,75	4,19
12,50	0,03	0,06	0,38	0,09	18,75	0,38	2,50	0,00	31,25
7,50	0,01	0,02	0,11	0,03	1,25	0,11	1,25	0,00	4,69
0,50	0,00	0,00	0,01	0,00	0,00	0,01	0,00	0,00	0,23
22,00	0,04	0,08	0,51	0,13	14,00	0,51	4,00	0,00	31,93
73,50	0,31	0,15	3,15	0,74	17,50	0,99	1,05	0,00	42,00
4,50	0,11	0,06	0,48	0,07	0,00	0,12	0,60	0,30	0,00
0,00	0,22	0,36	0,00	0,27	6,00	0,71	0,00	1,50	0,00
32,00	0,26	0,43	3,79	0,52	4,00	1,00	1,20	1,20	2,04
63,00	0,33	0,57	4,32	0,44	21,00	2,52	7,70	1,40	6,29
0,00	0,15	0,06	0,96	0,29	1,80	0,42	1,80	0,00	0,00
0,40	0,17	0,04	0,72	0,30	4,80	0,40	2,40	0,00	0,00
12,50	0,09	0,09	2,00	0,31	15,00	0,20	2,25	0,00	22,50
13,75	0,07	0,07	1,65	0,26	6,25	0,17	1,25	0,00	13,61
22,00	0,12	0,12	2,66	0,42	12,00	0,27	4,00	0,00	22,45
17,50	0,06	0,11	0,82	0,14	7,00	0,34	3,50	0,00	8,47
6,25	0,00	0,01	0,03	0,04	0,00	0,02	0,00	0,00	0,60
13,30	0,03	0,07	0,43	0,08	3,50	0,19	2,80	0,00	0,62
12,50	0,05	0,04	0,69	0,11	37,50	0,21	5,00	0,00	41,25
3,00	0,08	0,18	5,49	0,37	4,50	0,78	1,50	0,00	0,26
0,00	0,01	0,01	0,10	0,00	0,00	0,00	0,00	0,00	0,00
22,50	0,11	0,36	9,08	0,45	13,50	1,88	8,10	0,00	2,82
2,10	0,04	0,05	1,37	0,10	1,50	0,21	0,60	0,00	0,00
0,00	0,10	0,07	1,34	0,87	6,00	1,23	4,00	1,00	1,89
44,00	0,18	0,24	4,26	1,21	16,00	1,89	8,00	1,20	6,93
1,50	0,01	0,08	0,03	0,02	2,40	0,17	1,92	0,30	0,00

Ingwerknolle

Produktbezeichnung	Portion in g	kcal pro p. P.	Vit A in mg p. P.	ß-Car. in mg p. P.	Vit D in µg p. P.	Vit E in mg p. P.	
I							
Ingwerknolle	5	2,5	0,00	0,00	0,00	0,00	
Irish Stew	400	352,0	0,06	0,16	0,20	4,24	
J							
Jakobsmuschel	100	77,0	0,03	0,00	5,00	0,50	
Jarlsberg 45 % F. i. Tr.	30	104,7	0,10	0,05	0,16	0,24	
Jerome 45 % F. i. Tr.	30	95,4	0,09	0,05	0,15	0,23	
Jodiertes Salz	0,5	0,0	0,00	0,00	0,00	0,00	
Joghurt 3,5 % Fett	150	99,0	0,05	0,03	0,09	0,13	
Joghurt Dressing	60	71,4	0,07	0,03	0,11	0,18	
Joghurt mit Früchten 3,5 % Fett	150	148,5	0,04	0,03	0,00	0,15	
Joghurt mit Müsli	150	189,0	0,04	0,03	0,00	0,88	
Joghurt mit Vanille und Nuss	150	171,0	0,04	0,02	0,00	0,11	
Johannisbeeren rot	125	53,8	0,01	0,05	0,00	0,89	
Johannisbeeren schwarz	125	71,3	0,03	0,10	0,00	2,38	
Johannisbeersaft rot	200	204,0	0,01	0,07	0,00	1,30	
Johannisbeersaft schwarz	200	228,0	0,04	0,14	0,00	3,46	
Johannisbrotkernmehl	10	6,0	0,00	0,00	0,00	0,00	
K							
Kabeljau gegart	180	117,0	0,01	0,00	1,80	0,61	
Kabeljau gekocht	200	164,0	0,13	0,54	3,62	1,00	
Kabeljau paniert	200	330,0	0,13	0,05	3,22	1,32	
Kabeljaufilet gegart	150	135,0	0,01	0,00	3,00	0,72	
Kaffee Getränk	125	2,5	0,00	0,00	0,00	0,00	
Kaffee mit Kondensmilch	125	7,5	0,00	0,00	0,00	0,01	
Kaffee mit Kondensmilch und Zucker	125	17,5	0,00	0,00	0,00	0,01	
Kaffee mit Milch	125	5,0	0,00	0,00	0,01	0,00	
Kaffee mit Milch und Zucker	125	15,0	0,00	0,00	0,01	0,00	
Kaffee mit Zucker	125	12,5	0,00	0,00	0,00	0,00	
Kaffee Zichorienpulver	3	5,7	0,00	0,00	0,00	0,00	

Vit K in µg p. P.	Vit B$_1$ in mg p. P.	Vit B$_2$ in mg p. P.	Vit B$_3$ in mg p. P.	Vit B$_6$ in mg p. P.	Folsäure in µg p. P.	Vit B$_5$ in mg p. P.	Biotin in µg p. P.	Vit B$_{12}$ in µg p. P.	Vit C in mg p. P.
0,00	0,00	0,00	0,04	0,01	0,35	0,01	0,00	0,00	0,25
204,00	0,20	0,25	4,01	0,48	52,00	1,08	2,40	1,60	76,92
0,00	0,10	0,19	1,40	0,07	7,00	0,40	1,00	2,00	0,60
7,80	0,01	0,11	0,03	0,02	6,00	0,15	0,60	0,60	0,00
7,50	0,01	0,11	0,03	0,02	6,00	0,15	0,60	0,60	0,00
0,00	0,00	0,00	0,00	0,00	0,00	0,00	0,00	0,00	0,00
7,50	0,06	0,27	0,14	0,08	13,50	0,53	5,25	0,60	1,50
5,40	0,01	0,09	0,06	0,03	4,20	0,20	1,92	0,30	1,59
6,00	0,05	0,23	0,13	0,07	12,00	0,45	4,50	0,45	2,33
13,50	0,14	0,25	0,62	0,12	16,50	0,62	7,50	0,45	1,59
6,00	0,05	0,22	0,11	0,06	10,50	0,42	4,50	0,45	1,20
12,50	0,05	0,04	0,25	0,06	3,75	0,08	3,25	0,00	45,00
12,50	0,06	0,06	0,38	0,10	3,75	0,50	3,00	0,00	236,25
18,00	0,06	0,04	0,29	0,06	2,00	0,09	4,00	0,00	39,38
18,00	0,07	0,06	0,44	0,12	4,00	0,58	4,00	0,00	206,24
0,00	0,00	0,00	0,00	0,00	0,00	0,00	0,00	0,00	0,00
0,00	0,06	0,07	2,22	0,26	9,00	0,28	3,60	0,36	1,84
18,00	0,10	0,10	3,18	0,38	16,00	0,41	4,00	0,00	3,66
18,00	0,12	0,15	2,53	0,33	20,00	0,74	9,00	0,40	6,20
0,00	0,08	0,08	2,61	0,31	12,00	0,32	3,00	0,60	2,17
0,00	0,00	0,01	0,88	0,00	0,00	0,00	0,13	0,00	0,00
0,00	0,00	0,03	0,85	0,00	0,00	0,03	0,38	0,00	0,04
0,00	0,00	0,03	0,84	0,00	0,00	0,03	0,38	0,00	0,04
0,00	0,00	0,02	0,85	0,00	0,00	0,02	0,25	0,00	0,07
0,00	0,00	0,02	0,83	0,00	0,00	0,02	0,25	0,00	0,07
0,00	0,00	0,01	0,86	0,00	0,00	0,00	0,13	0,00	0,00
0,00	0,00	0,00	0,08	0,00	0,18	0,02	0,00	0,00	0,00

Kaffeecreme

Produktbezeichnung	Portion in g	kcal pro p. P.	Vit A in mg p. P.	ß-Car. in mg p. P.	Vit D in µg p. P.	Vit E in mg p. P.	
Kaffeecreme	200	266,0	0,13	0,01	0,64	0,73	
Kaffeeersatz Getränk	125	2,5	0,00	0,00	0,00	0,00	
Kaffeegebäck Blätterteig	70	301,7	0,15	0,09	0,00	0,53	
Kaffeesahne 10 % Fett	5	5,9	0,01	0,00	0,01	0,01	
Kaffeesahne 20 % Fett	5	10,2	0,01	0,01	0,02	0,02	
Kaffeeweißer	3	16,5	0,00	0,00	0,00	0,03	
Kaiserschmarrn	250	475,0	0,26	0,09	1,30	1,41	
Kakaobutter	20	175,8	0,00	0,00	0,00	0,21	
Kakaogetränkepulver löslich	4	15,6	0,00	0,00	0,00	0,01	
Kakaolikör	20	56,8	0,00	0,00	0,00	0,02	
Kakaopulver stark entölt	4	10,1	0,00	0,00	0,00	0,02	
Kaki	125	88,8	0,33	2,00	0,00	1,00	
Kaki gegart	125	92,5	0,35	2,09	0,00	1,10	
Kalb Innereien gegart	125	182,5	32,44	0,00	0,00	0,29	
Kalbfleisch ma. gegart	150	205,5	0,00	0,00	0,00	0,47	
Kalbfleischpastete	30	69,0	0,01	0,03	0,00	0,08	
Kalbsbraten gegart	125	171,3	0,00	0,00	0,00	0,39	
Kalbsfilet gegart	150	213,0	0,00	0,00	0,00	0,47	
Kalbsfrikassee	250	227,5	0,04	0,04	0,18	1,23	
Kalbsgulasch gegart	150	228,0	0,00	0,00	0,00	0,49	
Kalbshaxe gegart	150	228,0	0,00	0,00	0,00	0,54	
Kalbsherz gegart	125	137,5	0,01	0,00	1,25	0,47	
Kalbskeule mf. gegart	125	180,0	0,00	0,00	0,00	0,45	
Kalbskotelett mf. gegart	150	258,0	0,00	0,00	0,00	0,45	
Kalbsleber gegart	125	182,5	32,44	0,00	0,00	0,29	
Kalbsleberwurst	30	94,8	1,58	0,00	0,00	0,11	
Kalbsragout m. Champignons u. Soße	250	230,0	0,06	0,27	0,38	1,11	
Kalbsroulade mf. gegart	150	216,0	0,00	0,00	0,00	0,54	
Kalbsschnitzel mf. gegart	125	180,0	0,00	0,00	0,00	0,45	
Kalbssteak gegart	150	204,0	0,00	0,00	0,00	0,45	
Kalte Ente Getränk	200	202,0	0,00	0,00	0,00	0,05	
Kandierte Früchte	25	65,8	0,00	0,01	0,00	0,03	

Vit K in µg p. P.	Vit B$_1$ in mg p. P.	Vit B$_2$ in mg p. P.	Vit B$_3$ in mg p. P.	Vit B$_6$ in mg p. P.	Folsäure in µg p. P.	Vit B$_5$ in mg p. P.	Biotin in µg p. P.	Vit B$_{12}$ in µg p. P.	Vit C in mg p. P.
18,00	0,07	0,39	0,94	0,09	10,00	0,99	11,40	0,60	0,62
0,00	0,00	0,00	0,27	0,00	0,00	0,00	0,00	0,00	0,00
16,10	0,02	0,07	0,19	0,04	2,80	0,17	2,10	0,00	0,12
0,50	0,00	0,01	0,01	0,00	0,25	0,02	0,20	0,03	0,05
1,00	0,00	0,01	0,01	0,00	0,25	0,02	0,19	0,02	0,05
0,00	0,00	0,00	0,00	0,00	0,00	0,00	0,00	0,00	0,00
47,50	0,11	0,35	0,44	0,17	22,50	1,29	17,25	1,25	1,27
3,00	0,00	0,00	0,00	0,00	0,00	0,00	0,00	0,00	0,00
0,00	0,00	0,00	0,02	0,00	0,36	0,02	0,40	0,00	0,00
0,00	0,00	0,00	0,03	0,00	0,00	0,00	0,00	0,00	0,00
0,00	0,01	0,02	0,13	0,01	1,52	0,05	0,96	0,00	0,00
12,50	0,03	0,04	0,29	0,06	6,25	0,25	0,38	0,00	20,00
13,75	0,03	0,03	0,24	0,05	3,75	0,21	0,00	0,00	12,07
121,25	0,32	3,87	19,27	1,09	256,25	10,15	96,25	77,50	21,61
24,00	0,09	0,52	6,91	0,36	3,00	1,95	0,00	3,00	0,00
4,80	0,08	0,07	1,08	0,12	0,90	0,26	0,30	0,30	0,00
20,00	0,08	0,43	5,76	0,30	2,50	1,63	0,00	2,50	0,00
24,00	0,07	0,47	10,18	0,50	4,50	1,87	0,00	1,50	0,00
22,50	0,05	0,28	3,93	0,24	2,50	1,00	0,00	1,25	0,82
24,00	0,09	0,52	6,97	0,35	3,00	1,92	0,00	3,00	0,00
24,00	0,08	0,48	10,37	0,41	4,50	1,42	0,00	1,50	0,00
0,00	0,68	1,50	8,47	0,36	2,50	3,62	8,75	13,75	5,38
18,75	0,07	0,40	8,76	0,34	3,75	1,20	0,00	1,25	0,00
24,00	0,08	0,54	9,51	0,44	4,50	1,84	0,00	1,50	0,00
121,25	0,32	3,87	19,27	1,09	256,25	10,15	96,25	77,50	21,61
13,80	0,11	0,41	1,66	0,14	9,00	0,83	1,80	4,20	6,97
75,00	0,11	0,41	5,61	0,25	5,00	1,44	3,75	2,00	3,47
22,50	0,08	0,48	10,52	0,41	4,50	1,43	0,00	1,50	0,00
18,75	0,07	0,40	8,76	0,34	3,75	1,20	0,00	1,25	0,00
24,00	0,08	0,56	10,05	0,47	4,50	1,95	0,00	1,50	0,00
0,00	0,01	0,02	0,15	0,04	2,00	0,08	0,60	0,20	6,52
0,25	0,01	0,01	0,03	0,01	0,75	0,01	0,18	0,00	1,83

Kaninchen

Produktbezeichnung	Portion in g	kcal pro p. P.	Vit A in mg p. P.	ß-Car. in mg p. P.	Vit D in µg p. P.	Vit E in mg p. P.	
Kaninchen mf. gegart	150	282,0	0,00	0,00	0,00	0,70	
Kapern	5	20,7	0,00	0,02	0,00	0,00	
Kapernsoße	60	51,6	0,02	0,01	0,11	0,17	
Karamellflammeri	250	367,5	0,10	0,03	0,38	0,44	
Kardamom	1	3,4	0,00	0,00	0,00	0,00	
Karpfen blau	200	234,0	0,07	0,00	1,94	1,07	
Karpfen paniert	200	376,0	0,17	0,05	1,90	1,44	
Karpfenfilet	150	174,0	0,07	0,00	0,75	0,75	
Kartoffel gegart	200	138,0	0,00	0,01	0,00	0,11	
Kartoffel Konserve, Abtropfgew.	150	96,0	0,00	0,00	0,00	0,08	
Kartoffel Möhreneintopf m. Schwein	450	337,5	1,94	9,61	0,00	1,25	
Kartoffel roh	200	142,0	0,00	0,01	0,00	0,11	
Kartoffel ungeschält gegart	240	136,8	0,00	0,01	0,00	0,10	
Kartoffelauflauf	350	535,5	0,43	0,16	1,58	1,91	
Kartoffelbrei	250	197,5	0,04	0,04	0,10	0,68	
Kartoffelchips	25	133,8	0,00	0,02	0,00	1,53	
Kartoffelflocken Trockenprodukt	30	98,4	0,00	0,00	0,00	0,08	
Kartoffelgratin	350	374,5	0,21	0,12	0,53	0,60	
Kartoffelkloß Trockenprodukt	30	97,5	0,00	0,00	0,00	0,00	
Kartoffelkroketten	250	340,0	0,12	0,01	0,23	0,91	
Kartoffelpuffer	200	306,0	0,02	0,01	0,22	0,31	
Kartoffelpüree	250	270,0	0,11	0,07	0,18	0,41	
Kartoffelsalat m. grüner Gurke u. Öl	250	197,5	0,05	0,29	0,00	5,13	
Kartoffelsalat mit Mayonnaise	250	252,5	0,05	0,14	0,00	1,24	
Kartoffelstärke	10	34,1	0,00	0,00	0,00	0,00	
Kartoffelsuppe	400	168,0	0,18	0,70	0,08	0,26	
Käse Hartkäse 30 % F. i. Tr.	30	106,8	0,08	0,04	0,14	0,18	
Käse im Blätterteig	150	531,0	0,24	0,10	0,81	1,70	
Käsefondue	270	683,1	0,64	0,29	0,00	1,10	
Käsegebäck Blätterteig	70	368,9	0,21	0,12	0,70	0,74	
Käseklößchen	30	118,5	0,04	0,03	0,19	0,34	
Käsekuchen Mürbeteig	100	276,0	0,15	0,06	1,00	0,78	

Vit K in µg p. P.	Vit B$_1$ in mg p. P.	Vit B$_2$ in mg p. P.	Vit B$_3$ in mg p. P.	Vit B$_6$ in mg p. P.	Folsäure in µg p. P.	Vit B$_5$ in mg p. P.	Biotin in µg p. P.	Vit B$_{12}$ in µg p. P.	Vit C in mg p. P.
0,00	0,10	0,08	7,99	0,26	7,50	0,70	1,50	13,50	0,00
0,00	0,01	0,01	0,08	0,00	0,00	0,00	0,00	0,00	0,00
3,00	0,01	0,01	0,05	0,01	1,20	0,06	0,72	0,06	0,01
17,50	0,05	0,29	0,14	0,08	7,50	0,70	8,00	0,25	1,36
0,00	0,00	0,00	0,01	0,00	0,00	0,01	0,10	0,00	0,00
0,00	0,12	0,09	3,15	0,25	18,00	0,93	15,60	2,00	1,42
18,00	0,14	0,14	2,40	0,23	20,00	1,10	17,00	1,80	5,35
0,00	0,10	0,08	2,85	0,23	15,00	0,84	12,75	2,25	1,50
48,00	0,17	0,08	1,73	0,43	6,00	0,57	0,00	0,00	24,08
37,50	0,05	0,04	0,67	0,13	1,50	0,13	0,00	0,00	9,28
148,50	0,47	0,27	4,23	0,72	18,00	1,11	9,90	0,90	32,45
48,00	0,22	0,09	2,44	0,61	16,00	0,80	0,80	0,00	34,00
45,60	0,17	0,07	2,22	0,50	9,60	0,69	0,00	0,00	26,11
112,00	0,28	0,39	2,02	0,57	28,00	1,76	16,80	0,35	27,24
52,50	0,21	0,16	2,42	0,59	12,50	0,87	1,25	0,00	30,04
5,75	0,06	0,03	0,85	0,22	1,75	0,10	0,03	0,00	2,00
0,00	0,03	0,06	1,68	0,25	3,90	0,27	0,15	0,00	6,00
77,00	0,27	0,29	2,77	0,72	24,50	1,24	3,50	0,00	38,16
0,00	0,04	0,03	1,35	0,25	3,90	0,27	0,15	0,00	6,00
55,00	0,21	0,12	1,92	0,47	12,50	0,82	3,75	0,25	24,37
70,00	0,15	0,12	2,28	0,55	14,00	0,88	3,00	0,20	16,32
52,50	0,19	0,17	2,11	0,52	12,50	0,83	1,75	0,00	26,12
70,00	0,16	0,09	1,60	0,40	15,00	0,63	0,75	0,00	26,41
107,50	0,19	0,10	1,93	0,48	10,00	0,67	1,75	0,25	28,63
0,00	0,00	0,00	0,01	0,00	0,00	0,00	0,00	0,00	0,00
40,00	0,13	0,06	1,48	0,34	8,00	0,46	0,80	0,00	16,92
7,50	0,01	0,15	0,06	0,03	1,80	0,36	0,84	0,60	0,00
28,50	0,14	0,35	0,71	0,10	18,00	0,47	4,80	0,75	0,03
54,00	0,06	0,48	0,28	0,15	8,10	0,62	4,05	2,97	0,12
22,40	0,03	0,10	0,27	0,06	4,20	0,24	2,80	0,00	0,17
7,50	0,01	0,06	0,06	0,03	3,60	0,14	1,68	0,24	0,22
22,00	0,04	0,15	0,21	0,07	6,00	0,48	8,00	1,00	0,30

Käsesahnetorte

Produktbezeichnung	Portion in g	kcal pro p. P.	Vit A in mg p. P.	ß-Car. in mg p. P.	Vit D in µg p. P.	Vit E in mg p. P.
Käsesahnetorte	120	250,8	0,12	0,03	1,20	0,65
Käsesoße	60	67,2	0,02	0,04	0,00	0,11
Käsesoufflee	140	415,8	0,40	0,22	1,26	1,34
Käsespätzle	200	398,0	0,26	0,09	1,34	1,14
Kasseler Aufschnitt	30	51,6	0,00	0,00	0,00	0,07
Katenrauchwurst	30	109,5	0,00	0,00	0,00	0,11
Katfisch gegart	180	90,0	0,01	0,00	0,00	1,93
Katfischfilet	150	132,0	0,03	0,00	0,75	3,15
Katfischfilet gegart	150	154,5	0,02	0,00	1,50	3,40
Kathrinchen	50	190,5	0,04	0,03	0,00	0,80
Kaugummi	3	11,6	0,00	0,00	0,00	0,00
Kaviar echt	5	13,0	0,03	0,00	0,29	0,50
Kaviarersatz	5	5,1	0,01	0,00	0,20	0,44
Kefir 3,5% Fett	150	99,0	0,08	0,03	0,12	0,17
Kefir mit Früchten 3,5 % Fett	150	148,5	0,07	0,03	0,00	0,18
Kerbel	5	2,4	0,05	0,28	0,00	0,15
Kichererbse	60	160,8	0,02	0,11	0,00	1,73
Kichererbse gegart	150	171,0	0,02	0,11	0,00	2,04
Kichererbse Konserve, Abtropfgew.	150	100,5	0,01	0,06	0,00	1,07
Kichererbseneintopf mit Gemüse	450	270,0	0,09	0,41	0,00	3,49
Kidney Bohne getrocknet	150	376,5	0,00	0,02	0,00	0,78
Kidney Bohne Konserve, Abtropfgew.	150	94,5	0,00	0,00	0,00	0,19
Kirsche kandiert	25	66,3	0,00	0,01	0,00	0,01
Kirsche sauer	120	69,6	0,06	0,36	0,00	0,16
Kirsche sauer Konserve, Abtropfgew.	125	110,0	0,05	0,31	0,00	0,15
Kirsche süß	120	75,6	0,02	0,10	0,00	0,16
Kirsche süß Konserve, Abtropfgew.	125	113,8	0,02	0,09	0,00	0,15
Kirschkompott	250	200,0	0,03	0,16	0,00	0,25
Kirschkonfitüre	25	69,3	0,00	0,01	0,00	0,01
Kirschmichel	250	495,0	0,14	0,13	0,50	0,97
Kirschsaft sauer	200	116,0	0,10	0,59	0,00	0,26
Kirschstrudel	150	325,5	0,09	0,14	0,00	2,21

Vit K in µg p. P.	Vit B$_1$ in mg p. P.	Vit B$_2$ in mg p. P.	Vit B$_3$ in mg p. P.	Vit B$_6$ in mg p. P.	Folsäure in µg p. P.	Vit B$_5$ in mg p. P.	Biotin in µg p. P.	Vit B$_{12}$ in µg p. P.	Vit C in mg p. P.
18,00	0,04	0,14	0,10	0,05	6,00	0,44	7,20	1,20	0,73
2,40	0,01	0,06	0,06	0,02	1,20	0,10	0,84	0,06	0,19
49,00	0,08	0,36	0,18	0,11	19,60	0,96	13,16	1,12	0,30
70,00	0,05	0,17	0,30	0,11	12,00	0,58	7,40	1,20	0,50
3,90	0,19	0,05	0,64	0,13	0,00	0,11	0,60	0,30	0,00
4,50	0,23	0,06	0,88	0,14	0,00	0,16	0,60	0,60	0,00
0,00	0,15	0,04	1,71	0,25	1,80	0,41	1,80	1,80	0,61
0,00	0,30	0,09	3,60	0,53	1,50	0,86	3,00	3,30	1,50
0,00	0,27	0,08	3,02	0,44	1,50	0,72	3,00	3,00	1,08
9,50	0,01	0,02	0,19	0,05	1,50	0,10	1,50	0,00	0,24
0,00	0,00	0,00	0,00	0,00	0,00	0,00	0,00	0,00	0,00
0,00	0,01	0,03	0,05	0,02	0,20	0,07	0,65	0,80	0,70
0,00	0,05	0,04	0,07	0,01	0,45	0,13	0,60	0,40	1,07
6,00	0,06	0,26	0,14	0,08	6,00	0,54	5,25	0,75	1,50
6,00	0,05	0,21	0,13	0,07	6,00	0,46	4,50	0,60	2,33
15,00	0,01	0,02	0,08	0,00	0,20	0,01	0,10	0,00	1,75
158,40	0,29	0,12	0,98	0,33	55,20	0,79	4,80	0,00	2,40
187,50	0,23	0,11	0,81	0,27	33,00	0,70	4,50	0,00	1,42
99,00	0,08	0,06	0,43	0,10	28,50	0,21	1,50	0,00	0,60
297,00	0,32	0,18	1,31	0,43	49,50	0,90	7,20	0,00	31,95
285,00	0,98	0,29	3,15	0,60	67,50	1,17	15,00	0,00	6,00
70,50	0,11	0,06	0,55	0,08	13,50	0,12	3,00	0,00	0,60
1,00	0,01	0,01	0,02	0,00	0,50	0,02	0,03	0,00	1,31
12,00	0,06	0,07	0,48	0,06	7,20	0,28	0,48	0,00	14,40
12,50	0,03	0,03	0,22	0,03	0,00	0,13	0,00	0,00	3,40
12,00	0,04	0,05	0,32	0,05	7,20	0,23	0,48	0,00	18,00
12,50	0,02	0,02	0,15	0,03	0,00	0,11	0,00	0,00	4,28
20,00	0,05	0,06	0,40	0,07	5,00	0,28	0,00	0,00	16,04
0,50	0,00	0,00	0,01	0,00	0,00	0,01	0,00	0,00	0,11
37,50	0,10	0,19	0,88	0,15	15,00	0,78	7,00	0,50	14,04
20,00	0,08	0,10	0,65	0,08	6,00	0,37	0,00	0,00	14,54
18,00	0,04	0,04	0,48	0,08	3,00	0,19	1,50	0,00	6,65

Produktbezeichnung	Portion in g	kcal pro p. P.	Vit A in mg p. P.	ß-Car. in mg p. P.	Vit D in µg p. P.	Vit E in mg p. P.
Kirschwasser	20	48,4	0,00	0,00	0,00	0,00
Kiwi	45	27,5	0,03	0,17	0,00	0,23
Klaffmuschel gegart	100	66,0	0,02	0,00	8,00	0,76
Knäckebrot	10	35,9	0,00	0,00	0,00	0,05
Knoblauch	2	2,8	0,00	0,00	0,00	0,00
Knoblauch gegart	2	2,5	0,00	0,00	0,00	0,00
Knoblauchbutter	20	113,6	0,13	0,07	0,20	0,30
Knoblauchpulver	1	3,6	0,00	0,00	0,00	0,00
Kochbanane gegart	125	160,0	0,03	0,17	0,00	0,41
Kochkäse 30 % F. i. Tr.	30	49,8	0,02	0,01	0,00	0,05
Kochmettwurst	30	87,3	0,00	0,00	0,00	0,09
Kochsalami	100	321,0	0,01	0,00	0,00	0,35
Kochwurst	100	328,0	5,08	0,00	0,00	0,37
Kohlrabi	150	37,5	0,05	0,30	0,00	0,60
Kohlrabi gedünstet mit Sahne	250	232,5	0,26	0,50	0,48	1,36
Kohlrabi gegart	150	30,0	0,04	0,26	0,00	0,64
Kohlrübe	150	40,5	0,03	0,15	0,00	0,30
Kohlrübe gegart	150	33,0	0,02	0,13	0,00	0,32
Kokosmilch	100	24,0	0,00	0,00	0,00	0,00
Kokosnuss	50	179,0	0,00	0,00	0,00	0,36
Kokosnussraspeln	10	61,0	0,00	0,00	0,00	0,13
Kölsch	330	151,8	0,00	0,00	0,00	0,00
Kondensmilch 10 % Fett	15	26,4	0,02	0,01	0,03	0,03
Kondensmilch 7,5 % Fett	15	20,0	0,01	0,00	0,02	0,03
Konfitüre einfach	25	69,8	0,00	0,00	0,00	0,04
Königsberger Klopse mit Kapernsoße	260	361,4	0,53	0,67	0,94	1,48
Königskuchen	70	244,3	0,10	0,05	0,70	0,58
Kopfsalat	50	6,0	0,12	0,72	0,00	0,30
Koriander	1	3,1	0,00	0,00	0,00	0,00
Krabben	100	91,0	0,00	0,00	0,50	4,00
Krabben Cocktail mit Mayonnaise	150	240,0	0,04	0,10	0,47	3,83
Krabben Konserve, Abtropfgew.	65	46,8	0,00	0,00	0,00	2,04

Vit K in µg p. P.	Vit B₁ in mg p. P.	Vit B₂ in mg p. P.	Vit B₃ in mg p. P.	Vit B₆ in mg p. P.	Folsäure in µg p. P.	Vit B₅ in mg p. P.	Biotin in µg p. P.	Vit B₁₂ in µg p. P.	Vit C in mg p. P.
0,00	0,00	0,00	0,00	0,00	0,00	0,00	0,00	0,00	0,00
4,50	0,01	0,02	0,18	0,01	7,20	0,09	0,23	0,00	31,95
0,00	0,08	0,14	1,06	0,04	2,00	0,46	2,00	41,00	1,26
1,40	0,01	0,01	0,12	0,02	0,80	0,03	0,30	0,00	0,00
6,00	0,00	0,00	0,01	0,01	0,32	0,00	0,03	0,00	0,28
7,12	0,00	0,00	0,01	0,01	0,12	0,00	0,02	0,00	0,15
10,00	0,00	0,00	0,01	0,00	0,20	0,01	0,00	0,00	0,07
7,91	0,00	0,00	0,01	0,01	0,22	0,00	0,03	0,00	0,15
13,75	0,06	0,05	0,61	0,41	3,75	0,32	5,00	0,00	12,00
1,50	0,01	0,10	0,06	0,02	6,00	0,14	0,90	0,60	0,00
4,50	0,18	0,06	0,94	0,11	0,30	0,16	0,60	0,60	7,01
9,00	0,36	0,18	2,81	0,22	0,00	0,35	1,00	2,00	25,37
44,00	0,40	1,30	5,06	0,43	29,00	2,58	6,00	13,00	22,42
10,50	0,07	0,07	2,70	0,18	16,50	0,15	4,05	0,00	96,00
32,50	0,11	0,16	3,81	0,25	17,50	0,32	7,25	0,00	105,89
10,50	0,05	0,05	2,01	0,14	7,50	0,11	3,00	0,00	61,40
7,50	0,08	0,09	1,28	0,30	36,00	0,17	0,15	0,00	49,50
7,50	0,06	0,06	0,95	0,23	6,00	0,12	0,00	0,00	31,75
0,00	0,01	0,02	0,10	0,03	4,00	0,05	0,50	0,00	2,00
0,00	0,03	0,01	0,19	0,03	6,50	0,10	6,00	0,00	1,00
0,00	0,00	0,01	0,08	0,02	0,60	0,07	0,08	0,00	0,10
0,00	0,00	0,10	2,57	0,13	13,20	0,26	1,65	0,33	0,00
1,50	0,01	0,07	0,04	0,01	0,90	0,15	1,02	0,08	0,21
1,20	0,01	0,05	0,03	0,01	0,60	0,11	0,90	0,06	0,15
0,25	0,00	0,00	0,02	0,00	0,00	0,01	0,00	0,00	1,01
52,00	0,18	0,24	3,75	0,22	5,20	0,55	4,94	1,82	1,97
19,60	0,03	0,05	0,22	0,05	3,50	0,20	3,50	0,00	0,24
66,50	0,03	0,04	0,20	0,03	11,50	0,06	0,95	0,00	6,50
0,00	0,00	0,00	0,02	0,00	0,00	0,01	0,10	0,00	0,00
0,00	0,05	0,03	3,14	0,13	6,00	0,37	0,50	0,80	1,90
25,50	0,12	0,08	1,63	0,07	4,50	0,58	4,80	0,15	11,46
0,00	0,02	0,01	1,12	0,05	2,60	0,13	0,26	0,68

Kräcker

Produktbezeichnung	Portion in g	kcal pro p. P.	Vit A in mg p. P.	ß-Car. in mg p. P.	Vit D in µg p. P.	Vit E in mg p. P.
Kräcker	25	94,0	0,00	0,00	0,00	0,20
Kraftbrühe	300	159,0	1,07	1,98	0,00	0,33
Krakauer	30	89,7	0,00	0,02	0,00	0,09
Krapfen	200	342,0	0,00	0,00	0,00	0,26
Kräuterbutter	20	128,8	0,12	0,11	0,21	0,38
Kräuteressig	15	3,0	0,00	0,00	0,00	0,00
Kräutertee	125	1,3	0,00	0,00	0,00	0,00
Krautgulasch mit Soße	400	280,0	0,03	0,15	0,00	2,73
Krautroulade mit Tomatenreisfüllung	300	171,0	0,08	0,26	0,33	4,38
Krautsalat m. Speck u. Zwiebeln	100	93,0	0,01	0,05	0,00	4,27
Krebse in Dill	200	270,0	0,17	0,50	0,18	0,67
Krebstiere gegart	100	93,0	0,00	0,00	1,00	3,77
Kresse	150	57,0	0,55	3,29	0,00	1,05
Kreuzkümmel	1	4,1	0,00	0,01	0,00	0,00
Krokant	20	90,2	0,00	0,00	0,00	1,05
Kunstspeiseeis	75	45,8	0,00	0,00	0,00	0,00
Kürbis	150	40,5	0,35	2,10	0,00	0,15
Kürbis gegart	150	40,5	0,35	2,10	0,00	0,17
Kürbis gesäuert	50	7,0	0,05	0,31	0,00	0,03
Kürbis Konserve, Abtropfgew.	150	33,0	0,27	1,65	0,00	0,15
Kürbiskern	20	112,0	0,01	0,05	0,00	0,80
Kürbiskernöl	12	105,5	0,00	0,00	0,00	0,48
Kürbissuppe	350	52,5	0,22	1,30	0,00	0,10
L						
Labskaus Konserve, Abtropfgew.	500	515,0	0,01	0,01	0,00	1,17
Lachs gegart	180	144,0	0,03	0,00	1,80	0,47
Lachs gekocht	200	398,0	0,18	0,15	34,04	5,13
Lachs geräuchert	75	103,5	0,02	0,00	13,50	1,68
Lachsfilet gegart	150	195,0	0,04	0,00	1,50	0,64
Lakritze	25	93,8	0,00	0,00	0,00	0,03
Lammfilet	150	225,0	0,00	0,00	0,00	0,29

Vit K in µg p. P.	Vit B₁ in mg p. P.	Vit B₂ in mg p. P.	Vit B₃ in mg p. P.	Vit B₆ in mg p. P.	Folsäure in µg p. P.	Vit B₅ in mg p. P.	Biotin in µg p. P.	Vit B₁₂ in µg p. P.	Vit C in mg p. P.
3,25	0,02	0,02	0,13	0,02	1,00	0,08	0,50	0,00	0,00
48,00	0,06	0,21	3,81	0,22	6,00	0,52	2,10	0,60	7,41
3,00	0,11	0,05	0,85	0,07	0,00	0,11	0,30	0,60	6,54
8,00	0,04	0,15	1,06	0,14	6,00	0,25	4,20	0,00	0,12
16,80	0,00	0,01	0,02	0,00	0,40	0,01	0,00	0,00	1,97
0,00	0,00	0,00	0,00	0,00	0,00	0,00	0,00	0,00	0,00
0,00	0,01	0,01	0,00	0,00	1,25	0,01	0,00	0,00	0,00
208,00	0,11	0,22	3,37	0,27	32,00	0,74	4,40	3,20	45,50
135,00	0,09	0,09	0,88	0,20	33,00	0,66	4,80	0,30	51,61
79,00	0,09	0,04	0,41	0,10	11,00	0,20	1,20	0,20	15,75
42,00	0,14	0,13	2,06	1,61	10,00	0,44	6,20	2,40	6,71
0,00	0,04	0,03	2,30	0,10	4,00	0,27	0,00	1,00	1,19
900,00	0,23	0,29	2,63	0,45	54,00	0,27	1,35	0,00	88,50
0,00	0,01	0,00	0,04	0,00	0,00	0,01	0,10	0,00	0,00
0,40	0,02	0,01	0,05	0,01	1,40	0,05	1,56	0,00	0,12
0,00	0,00	0,00	0,00	0,00	0,00	0,00	0,00	0,00	0,00
7,50	0,14	0,09	2,40	0,23	15,00	0,60	0,60	0,00	21,00
9,00	0,11	0,07	1,87	0,18	6,00	0,47	0,00	0,00	11,67
1,00	0,02	0,01	0,34	0,03	1,50	0,09	0,00	0,00	2,44
7,50	0,08	0,05	1,20	0,13	1,50	0,30	0,00	0,00	5,38
0,00	0,04	0,06	0,34	0,02	5,20	0,12	2,00	0,00	0,04
0,00	0,00	0,00	0,00	0,00	0,00	0,00	0,00	0,00	0,00
7,00	0,08	0,06	1,59	0,14	7,00	0,39	0,00	0,00	12,09
265,00	0,18	0,26	5,45	0,46	5,00	0,67	5,00	10,00	12,69
0,00	0,14	0,05	6,36	0,89	7,20	0,91	3,60	3,60	2,33
24,00	0,29	0,26	11,11	1,21	14,00	1,52	12,40	5,40	2,04
0,00	0,11	0,10	4,39	0,48	4,50	0,60	5,25	2,25	0,00
0,00	0,19	0,06	8,74	1,22	10,50	1,25	4,50	4,50	3,21
1,00	0,01	0,01	0,13	0,02	0,50	0,02	0,15	0,00	0,32
0,00	0,24	0,50	12,78	0,30	9,00	1,30	0,00	4,50	0,00

Produktbezeichnung	Portion in g	kcal pro p. P.	Vit A in mg p. P.	ß-Car. in mg p. P.	Vit D in µg p. P.	Vit E in mg p. P.
Lammkotelett	200	502,0	0,00	0,00	0,00	0,42
Languste	100	102,0	0,03	0,00	0,20	0,20
Lasagne al forno	350	525,0	1,88	1,04	0,88	1,76
Lasagne mit Spinat	350	518,0	1,43	6,60	1,51	4,60
Lauchcremesuppe	350	318,5	0,89	1,27	0,39	0,89
Lauchgemüse in heller Soße	250	135,0	0,29	1,42	0,23	2,06
Lauchsalat mit Dressing	130	88,4	0,20	1,19	0,00	4,98
Lauchsuppe	350	294,0	0,33	0,94	0,60	3,91
Lauchzwiebel	30	12,6	0,06	0,36	0,00	0,08
Laugengebäck	50	170,0	0,01	0,01	0,00	0,33
Leberkäse	30	80,7	0,22	0,03	0,00	0,08
Leberkäse gebraten	130	369,2	0,94	0,11	0,00	0,35
Leberpastete	30	89,7	1,41	0,00	0,00	0,11
Lebertran	15	132,3	4,50	0,00	49,50	3,00
Leberwurst einfach	30	99,0	0,33	0,00	0,00	0,09
Leinöl	12	105,5	0,00	0,00	0,00	0,70
Leinsamen	20	74,4	0,02	0,10	0,00	0,60
Leipziger Allerlei	250	95,0	0,68	3,33	1,30	1,34
Leng gegart	180	113,4	0,01	0,00	1,80	0,37
Lengfilet gegart	150	144,0	0,01	0,00	1,50	0,49
Liebstöckel	5	2,1	0,03	0,20	0,00	0,05
Limabohne gegart	150	97,5	0,10	0,61	0,00	0,83
Limabohne Konserve, Abtropfgew.	150	81,0	0,08	0,49	0,00	0,79
Limburger 20 % F. i. Tr.	30	56,4	0,03	0,02	0,05	0,08
Limette	125	58,8	0,00	0,01	0,00	0,50
Limettensaft	200	184,0	0,00	0,02	0,00	0,70
Limonade kalorienarm	200	6,0	0,00	0,00	0,00	0,02
Limonade koffeinhaltig	200	122,0	0,00	0,00	0,00	0,00
Limonade mit Fruchtsäften	200	100,0	0,00	0,00	0,00	0,02
Linsen gegart	150	172,5	0,01	0,05	0,00	0,71
Linsen gekeimt	100	119,0	0,01	0,03	0,00	0,09
Linsen Konserve, Abtropfgew.	150	115,5	0,01	0,03	0,00	0,43

Vit K in µg p. P.	Vit B$_1$ in mg p. P.	Vit B$_2$ in mg p. P.	Vit B$_3$ in mg p. P.	Vit B$_6$ in mg p. P.	Folsäure in µg p. P.	Vit B$_5$ in mg p. P.	Biotin in µg p. P.	Vit B$_{12}$ in µg p. P.	Vit C in mg p. P.
0,00	0,31	0,65	15,49	0,36	12,00	1,80	0,00	6,00	0,00
0,00	0,01	0,05	3,00	0,21	9,00	1,50	5,00	0,50	2,00
115,50	0,29	0,69	4,75	0,41	56,00	2,04	41,30	5,60	8,10
476,00	0,20	0,55	1,24	0,42	73,50	1,26	17,15	1,05	59,89
87,50	0,11	0,32	2,72	0,27	14,00	0,80	6,30	0,70	8,40
310,00	0,13	0,17	0,84	0,37	27,50	0,34	3,00	0,00	27,79
260,00	0,07	0,06	0,45	0,21	15,60	0,13	1,17	0,00	15,90
140,00	0,07	0,10	0,55	0,15	14,00	0,43	4,90	0,35	8,97
93,00	0,04	0,02	0,21	0,06	4,20	0,03	0,27	0,00	7,50
5,50	0,04	0,03	0,24	0,04	2,00	0,15	0,50	0,00	0,00
3,60	0,14	0,09	0,71	0,10	1,20	0,19	0,60	0,90	6,43
15,60	0,61	0,39	2,97	0,41	5,20	0,80	2,60	3,90	26,90
14,70	0,15	0,37	1,54	0,15	8,10	0,74	1,80	3,90	0,56
0,00	0,00	0,00	0,00	0,00	0,00	0,00	0,00	0,00	0,00
7,50	0,07	0,11	0,85	0,05	2,70	0,21	0,90	0,90	0,35
3,00	0,00	0,00	0,00	0,00	0,00	0,00	0,00	0,00	0,00
1,00	0,06	0,11	0,23	0,18	3,20	0,16	2,00	0,00	0,00
145,00	0,27	0,19	3,72	0,22	47,50	1,94	11,25	0,00	40,95
0,00	0,07	0,08	2,21	0,29	5,40	0,31	7,20	0,72	1,65
0,00	0,09	0,10	2,90	0,38	9,00	0,40	9,00	1,50	2,16
15,00	0,00	0,01	0,06	0,00	0,70	0,01	0,08	0,00	2,25
49,50	0,30	0,13	0,70	0,17	7,50	0,87	3,00	0,00	30,22
48,00	0,17	0,10	0,46	0,08	3,00	0,58	1,50	0,00	12,95
3,00	0,01	0,11	0,06	0,03	10,20	0,12	0,72	0,60	0,00
3,75	0,04	0,03	0,21	0,06	7,50	0,27	0,63	0,00	54,38
4,00	0,04	0,03	0,24	0,07	4,00	0,30	0,00	0,00	45,71
0,00	0,00	0,00	0,00	0,00	0,00	0,00	0,00	0,00	0,00
0,00	0,00	0,00	0,00	0,00	0,00	0,00	0,00	0,00	0,00
0,00	0,00	0,00	0,00	0,00	0,00	0,00	0,00	0,00	4,00
139,50	0,18	0,12	0,97	0,25	15,00	0,73	4,50	0,00	0,31
5,00	0,23	0,13	1,10	0,19	46,00	0,58	7,00	0,00	16,50
82,50	0,08	0,08	0,58	0,11	16,50	0,25	1,50	0,00	0,15

Linseneintopf

Produktbezeichnung	Portion in g	kcal pro p. P.	Vit A in mg p. P.	ß-Car. in mg p. P.	Vit D in µg p. P.	Vit E in mg p. P.
Linseneintopf	450	373,5	0,39	1,93	0,00	1,25
Linzer Torte	120	500,4	0,18	0,10	1,20	5,76
Litchi	125	95,0	0,00	0,00	0,00	0,63
Litchi Konserve, Abtropfgew.	125	122,5	0,00	0,00	0,00	0,59
Löffelbiskuit	5	20,7	0,01	0,00	0,05	0,08
Loganbeere	125	32,5	0,02	0,10	0,00	0,60
Loganbeere gegart	125	33,8	0,02	0,11	0,00	0,66
Loganbeere Konserve, Abtropfgew.	125	87,5	0,01	0,08	0,00	0,53
Lorbeer	1	0,5	0,00	0,01	0,00	0,00
Löwenzahn	150	81,0	1,98	11,85	0,00	3,75
Löwenzahn gegart	150	78,0	2,23	13,36	0,00	4,70
Luan Dressing süßsauer	45	32,4	0,01	0,04	0,00	0,02
M						
Macadamianuss	20	135,2	0,00	0,00	0,00	0,30
Macadamianuss geröstet und gesalzen	20	138,4	0,00	0,00	0,00	0,31
Madeirawein	50	83,5	0,00	0,00	0,00	0,00
Magermilchpulver	10	36,8	0,00	0,00	0,00	0,00
Maggi	0,5	1,1	0,00	0,00	0,00	0,00
Mais gegart	150	133,5	0,01	0,08	0,00	0,16
Mais gesäuert	50	22,0	0,00	0,01	0,00	0,02
Mais Konserve, Abtropfgew.	150	114,0	0,01	0,06	0,00	0,15
Maisfladenbrot	45	99,9	0,01	0,08	0,00	0,42
Maisgrieß	40	138,0	0,02	0,11	0,00	0,28
Maiskeimöl	12	106,0	0,00	0,02	0,00	4,05
Maismehl	10	35,4	0,01	0,03	0,00	0,15
Maisstärke	20	70,2	0,00	0,00	0,00	0,00
Maisvollkornbrot	50	107,0	0,02	0,09	0,00	0,60
Majoran	5	2,3	0,01	0,04	0,00	0,00
Makkaroni mit Tomatensoße	250	345,0	0,17	0,47	0,13	1,47
Makrele gegart	180	234,0	0,07	0,00	1,80	1,85
Makrele geräuchert	75	144,0	0,04	0,00	0,75	1,20

Vit K in µg p. P.	Vit B$_1$ in mg p. P.	Vit B$_2$ in mg p. P.	Vit B$_3$ in mg p. P.	Vit B$_6$ in mg p. P.	Folsäure in µg p. P.	Vit B$_5$ in mg p. P.	Biotin in µg p. P.	Vit B$_{12}$ in µg p. P.	Vit C in mg p. P.
283,50	0,49	0,36	5,65	0,88	40,50	1,71	8,10	1,80	29,73
22,80	0,06	0,16	0,98	0,08	8,40	0,36	6,00	0,00	0,42
12,50	0,06	0,06	0,66	0,02	26,25	0,31	0,63	0,00	49,00
12,50	0,03	0,03	0,30	0,01	3,75	0,14	0,00	0,00	11,35
2,00	0,00	0,01	0,01	0,01	0,60	0,05	0,90	0,05	0,00
12,50	0,03	0,04	0,50	0,08	15,00	0,30	1,50	0,00	43,75
13,75	0,02	0,03	0,41	0,06	7,50	0,25	1,25	0,00	26,48
11,25	0,01	0,02	0,22	0,03	2,50	0,13	1,25	0,00	9,64
0,00	0,00	0,00	0,00	0,00	0,00	0,00	0,00	0,00	0,00
900,00	0,29	0,26	1,20	0,30	36,00	0,38	1,05	0,00	45,00
1128,00	0,18	0,19	0,90	0,24	10,50	0,33	1,50	0,00	25,37
24,30	0,01	0,01	0,06	0,02	1,35	0,04	0,27	0,00	2,77
0,00	0,06	0,02	0,30	0,06	4,40	0,12	1,20	0,00	0,00
0,00	0,04	0,02	0,40	0,04	19,60	0,06	0,98	0,00	0,00
0,00	0,00	0,01	0,04	0,01	0,50	0,02	0,30	0,00	0,00
0,10	0,03	0,22	0,10	0,04	2,10	0,35	3,50	0,40	1,00
0,00	0,00	0,00	0,00	0,00	0,00	0,00	0,00	0,00	0,00
6,00	0,18	0,14	1,98	0,26	24,00	1,04	4,50	0,00	9,99
1,00	0,03	0,03	0,36	0,04	4,50	0,20	1,00	0,00	2,10
7,50	0,14	0,10	1,31	0,20	4,50	0,69	3,00	0,00	4,76
11,70	0,11	0,03	0,52	0,01	0,90	0,12	1,80	0,00	0,00
16,00	0,05	0,02	0,48	0,06	1,20	0,22	2,40	0,00	0,00
7,20	0,00	0,00	0,00	0,00	0,00	0,00	0,00	0,00	0,00
4,00	0,04	0,01	0,19	0,01	0,80	0,06	0,66	0,00	0,00
4,00	0,00	0,00	0,01	0,00	0,00	0,00	0,00	0,00	0,00
11,00	0,13	0,05	1,35	0,10	4,50	0,26	3,00	0,00	0,00
0,00	0,00	0,00	0,03	0,00	0,00	0,00	0,00	0,00	0,00
40,00	0,14	0,11	1,35	0,12	7,50	0,41	1,50	0,25	5,28
0,00	0,13	0,28	6,74	0,36	1,80	0,41	1,80	9,00	0,31
0,00	0,08	0,18	4,37	0,23	0,75	0,27	0,75	6,00	0,20

Makrele

Produktbezeichnung	Portion in g	kcal pro p. P.	Vit A in mg p. P.	ß-Car. in mg p. P.	Vit D in µg p. P.	Vit E in mg p. P.
Makrele Konserve, Abtropfgew. in Öl	60	117,6	0,02	0,00	0,60	4,98
Makrele paniert	150	367,5	0,15	0,03	1,43	2,20
Malzbier	330	181,5	0,00	0,00	0,00	0,00
Malzkaffee	125	2,5	0,00	0,00	0,00	0,00
Mandarine	40	20,0	0,02	0,14	0,00	0,12
Mandarine Konserve, Abtropfgew.	125	103,8	0,06	0,35	0,00	0,34
Mandarinensaft	200	94,0	0,11	0,68	0,00	0,62
Mandel	20	113,8	0,00	0,02	0,00	5,22
Mandel dragiert	25	134,0	0,00	0,02	0,00	5,22
Mandel geröstet	20	117,2	0,00	0,00	0,00	4,87
Mandellikör	20	63,6	0,00	0,00	0,00	0,00
Mandelmus	20	119,4	0,00	0,02	0,00	4,93
Mandelöl	12	105,8	0,00	0,00	0,00	4,80
Mandelsandtorte	120	520,8	0,24	0,20	1,20	9,30
Mango	125	75,0	0,58	3,46	0,00	1,25
Mango Chutney	20	28,4	0,03	0,15	0,00	0,06
Mango gegart	125	78,8	0,60	3,62	0,00	1,38
Mango Konserve, Abtropfgew.	125	111,3	0,48	2,88	0,00	1,15
Mangold	150	37,5	0,88	5,30	0,00	2,25
Mangold gegart	150	39,0	0,99	5,93	0,00	2,80
Mangosaft	200	120,0	0,91	5,47	0,00	2,04
Margarine halbfett	20	72,4	0,12	0,10	0,50	1,20
Margarine pflanzlich	20	141,8	0,12	0,13	0,50	3,20
Markklößchen	50	210,0	0,06	0,05	0,56	0,47
Marmelade Beeren m. Fruchtzucker	25	25,0	0,00	0,00	0,00	0,07
Marmelade mit Süßstoff	25	17,3	0,00	0,00	0,00	0,18
Marmorkuchen	70	273,7	0,15	0,06	0,70	0,69
Maronencreme süß	25	66,5	0,00	0,00	0,00	0,18
Marshmallow	5	16,7	0,00	0,00	0,00	0,00
Marzipan	15	68,9	0,00	0,01	0,00	1,27
Mate Tee	125	0,0	0,00	0,00	0,00	0,00
Matjeshering Hausfrauenart	250	485,0	0,13	0,20	31,95	9,56

Vit K in µg p. P.	Vit B₁ in mg p. P.	Vit B₂ in mg p. P.	Vit B₃ in mg p. P.	Vit B₆ in mg p. P.	Folsäure in µg p. P.	Vit B₅ in mg p. P.	Biotin in µg p. P.	Vit B₁₂ in µg p. P.	Vit C in mg p. P.
0,60	0,05	0,11	2,58	0,14	0,60	0,16	0,60	3,00	0,14
13,50	0,16	0,31	6,35	0,37	7,50	0,71	5,70	8,40	3,42
0,00	0,00	0,10	1,75	0,10	13,20	0,33	1,65	0,00	0,00
0,00	0,00	0,00	0,27	0,00	0,00	0,00	0,00	0,00	0,00
1,20	0,02	0,01	0,08	0,01	2,00	0,08	0,20	0,00	12,00
3,75	0,03	0,02	0,11	0,01	0,00	0,11	0,00	0,00	8,47
6,00	0,10	0,05	0,33	0,04	4,00	0,33	0,00	0,00	36,93
0,00	0,04	0,12	0,84	0,03	9,20	0,12	2,00	0,00	0,16
0,00	0,04	0,12	0,84	0,03	9,00	0,12	2,00	0,00	0,16
0,00	0,03	0,11	0,56	0,02	7,40	0,05	9,80	0,00	0,14
0,00	0,00	0,00	0,00	0,00	0,00	0,00	0,02	0,02	0,00
0,00	0,02	0,09	0,61	0,02	4,80	0,07	1,00	0,00	0,08
0,84	0,00	0,00	0,00	0,00	0,00	0,00	0,00	0,00	0,00
30,00	0,06	0,17	0,86	0,08	9,60	0,44	8,40	0,00	0,10
12,50	0,06	0,06	0,88	0,16	38,75	0,20	2,63	0,00	48,38
14,20	0,01	0,00	0,06	0,01	2,40	0,02	0,40	0,00	2,44
13,75	0,05	0,05	0,72	0,13	17,50	0,17	2,50	0,00	29,28
12,50	0,03	0,03	0,39	0,07	3,75	0,09	1,25	0,00	11,03
600,00	0,15	0,24	0,98	0,14	33,00	0,26	1,20	0,00	58,50
745,50	0,09	0,18	0,73	0,11	7,50	0,22	1,50	0,00	32,73
20,00	0,07	0,08	1,14	0,21	28,00	0,26	4,00	0,00	47,29
5,00	0,00	0,01	0,00	0,00	0,00	0,01	0,00	0,12	0,00
10,20	0,00	0,01	0,00	0,00	0,20	0,02	0,00	0,00	0,02
16,00	0,05	0,05	0,15	0,04	8,00	0,33	4,65	0,35	1,23
0,75	0,00	0,00	0,02	0,00	0,25	0,02	0,25	0,00	1,79
1,00	0,00	0,00	0,03	0,00	0,00	0,01	0,00	0,00	2,57
18,90	0,02	0,06	0,18	0,04	3,50	0,24	4,20	0,70	0,07
0,00	0,03	0,03	0,13	0,05	4,25	0,08	0,23	0,00	4,05
0,00	0,00	0,00	0,00	0,00	0,00	0,00	0,00	0,00	0,00
0,00	0,01	0,03	0,20	0,01	2,25	0,03	0,50	0,00	0,04
0,00	0,00	0,01	0,13	0,00	1,25	0,00	0,13	0,00	0,00
92,50	0,09	0,36	4,88	0,42	12,50	1,44	11,00	6,00	14,07

Matjeshering

Produktbezeichnung	Portion in g	kcal pro p. P.	Vit A in mg p. P.	ß-Car. in mg p. P.	Vit D in µg p. P.	Vit E in mg p. P.
Matjeshering Konserve in Öl	60	147,0	0,01	0,00	7,80	5,52
Matjeshering mit Zwiebeln	250	635,0	0,12	0,00	60,00	5,64
Maulbeere	125	55,0	0,00	0,02	0,00	0,63
Maulbeere Konserve, Abtropfgew.	125	100,0	0,00	0,02	0,00	0,57
Maultaschen mit Röstzwiebeln	250	382,5	0,42	1,69	1,28	2,64
Mayonnaise 80 % Fett	15	111,5	0,01	0,00	0,15	1,14
Mayonnaise Salatdressing	15	58,7	0,00	0,00	0,00	1,20
Meeresfrüchtecocktail	150	193,5	0,09	0,33	3,11	4,20
Meerrettich	10	6,4	0,00	0,00	0,00	0,01
Meerrettich Sahnesoße	60	83,4	0,07	0,04	0,22	0,22
Meerrettichsoße	60	62,4	0,03	0,02	0,08	0,44
Meersalz	0,5	0,0	0,00	0,00	0,00	0,00
Melassesirup dunkel	25	69,5	0,00	0,00	0,00	0,00
Melde gegart	150	39,0	1,01	6,05	0,00	2,80
Melisse	1	3,4	0,00	0,02	0,00	0,00
Mettwurst gekocht	30	101,1	0,00	0,00	0,00	0,09
Mettwurst grob	30	93,3	0,00	0,00	0,00	0,10
Mettwurst luftgetrocknet	30	100,5	0,00	0,00	0,00	0,11
Miesmuschel gegart	100	69,0	0,04	0,00	8,00	0,71
Miesmuschel Konserve, Abtropfgew.	65	42,9	0,01	0,00	2,60	0,24
Milch 3,5 % Fett	200	128,0	0,07	0,04	0,34	0,14
Milchpulver teilentrahmt	10	42,6	0,02	0,01	0,03	0,04
Milchreis mit Zucker und Zimt	250	325,0	0,07	0,04	0,00	0,22
Milchspeiseeis	75	63,8	0,02	0,01	0,09	0,04
Milchsuppe	320	291,2	0,14	0,05	0,38	0,51
Milchzucker	5	20,3	0,00	0,00	0,00	0,00
Mineralwasser still	200	0,0	0,00	0,00	0,00	0,00
Minestrone	400	304,0	0,70	2,44	0,00	2,86
Mirabelle	125	80,0	0,04	0,26	0,00	0,63
Mirabelle Konserve, Abtropfgew.	125	113,8	0,04	0,22	0,00	0,58
Mirabellenkonfitüre	25	70,0	0,00	0,01	0,00	0,02
Mirabellensaft	200	128,0	0,07	0,41	0,00	1,02

Vit K in µg p. P.	Vit B₁ in mg p. P.	Vit B₂ in mg p. P.	Vit B₃ in mg p. P.	Vit B₆ in mg p. P.	Folsäure in µg p. P.	Vit B₅ in mg p. P.	Biotin in µg p. P.	Vit B₁₂ in µg p. P.	Vit C in mg p. P.
0,60	0,02	0,08	1,32	0,10	1,20	0,33	2,40	1,80	0,11
85,00	0,11	0,55	8,85	0,70	7,50	2,25	16,50	11,00	2,99
12,50	0,05	0,05	0,50	0,06	3,75	0,31	0,50	0,00	12,50
12,50	0,02	0,02	0,22	0,03	0,00	0,14	0,00	0,00	2,80
212,50	0,20	0,24	1,83	0,25	17,50	0,80	10,50	1,75	14,66
11,25	0,01	0,01	0,03	0,00	0,45	0,15	1,80	0,15	0,00
5,25	0,00	0,00	0,00	0,00	0,15	0,03	0,75	0,08	0,00
60,00	0,11	0,16	2,53	0,18	15,00	0,44	4,20	4,05	11,43
5,00	0,01	0,01	0,06	0,02	2,40	0,02	0,15	0,00	11,40
25,20	0,06	0,07	0,25	0,08	10,20	0,14	1,20	0,06	44,20
6,60	0,02	0,07	0,08	0,03	1,80	0,16	1,38	0,00	3,68
0,00	0,00	0,00	0,00	0,00	0,00	0,00	0,00	0,00	0,00
0,00	0,02	0,03	0,00	0,00	0,00	0,00	0,00	0,00	0,00
747,00	0,08	0,18	0,62	0,11	7,50	0,22	1,50	0,00	29,39
0,00	0,01	0,00	0,01	0,00	0,00	0,00	0,00	0,00	0,00
2,40	0,14	0,04	0,55	0,08	0,00	0,09	0,30	0,30	0,00
3,90	0,19	0,05	0,72	0,12	0,00	0,12	0,60	0,30	0,00
4,50	0,23	0,06	0,87	0,14	0,00	0,16	0,60	0,30	0,00
0,00	0,13	0,16	1,17	0,06	9,00	0,21	2,00	7,00	2,01
0,00	0,07	0,08	0,61	0,03	4,55	0,11	0,65	3,25	1,22
8,00	0,08	0,34	0,18	0,09	8,00	0,70	7,00	0,80	3,40
1,50	0,03	0,17	0,08	0,04	3,50	0,35	3,00	0,40	1,00
10,00	0,08	0,32	0,81	0,16	15,00	0,94	7,25	0,00	1,77
2,25	0,02	0,09	0,05	0,02	2,25	0,18	1,80	0,23	0,88
22,40	0,08	0,46	0,24	0,13	9,60	1,10	10,88	0,00	2,46
0,00	0,00	0,00	0,00	0,00	0,00	0,00	0,00	0,00	0,00
0,00	0,00	0,00	0,00	0,00	0,00	0,00	0,00	0,00	0,00
212,00	0,31	0,24	4,04	0,58	32,00	1,00	5,20	1,60	43,46
12,50	0,08	0,05	0,75	0,06	1,25	0,25	0,88	0,00	8,75
12,50	0,03	0,02	0,34	0,03	0,00	0,11	0,00	0,00	2,01
0,50	0,00	0,00	0,02	0,00	0,00	0,01	0,00	0,00	0,06
20,00	0,10	0,06	0,97	0,08	0,00	0,32	2,00	0,00	8,53

Produktbezeichnung	Portion in g	kcal pro p. P.	Vit A in mg p. P.	ß-Car. in mg p. P.	Vit D in µg p. P.	Vit E in mg p. P.
Miso	20	23,0	0,00	0,01	0,00	0,16
Mispel	25	12,3	0,00	0,01	0,00	0,15
Mohn	10	47,2	0,00	0,00	0,00	0,40
Mohn-Apfeltorte Mürbeteig	120	344,4	0,08	0,05	0,00	2,83
Mohnstollen	100	321,0	0,06	0,05	0,00	2,04
Möhre	150	31,5	1,94	9,59	0,00	0,57
Möhre gegart	150	31,5	2,04	10,09	0,00	0,75
Möhre gesäuert	50	6,5	0,35	1,75	0,00	0,12
Möhre Konserve, Abtropfgew.	150	31,5	1,86	9,19	0,00	0,72
Möhren in Butter geschwenkt	250	160,0	2,97	14,39	0,13	1,24
Möhren-Nusstorte Biskuit	100	317,0	0,39	1,60	0,00	6,59
Möhrensaft	200	44,0	2,95	14,60	0,00	0,97
Möhrensalat gegart mit Öl	150	117,0	1,93	9,57	0,00	6,32
Möhrensuppe unpassiert	350	238,0	1,81	8,24	0,53	2,70
Mokkacreme	200	380,0	0,30	0,12	1,10	1,03
Molke	200	50,0	0,01	0,00	0,00	0,00
Molke mit Früchten	200	130,0	0,01	0,01	0,00	0,06
Molkenpulver	10	35,3	0,00	0,00	0,00	0,01
Moosbeere	125	45,0	0,01	0,03	0,00	0,63
Morchel	100	11,0	0,00	0,00	3,10	0,19
Morchel Konserve, Abtropfgew.	100	11,0	0,00	0,00	4,00	0,20
Most Apfelwein	130	55,9	0,00	0,00	0,00	0,00
Mousse au chocolat	200	414,0	0,28	0,15	0,86	0,78
Mozzarella	125	318,8	0,37	0,13	0,50	0,74
Muffins	60	130,2	0,01	0,01	0,00	0,57
Mungobohne	150	409,5	0,01	0,05	0,00	2,85
Mungobohnensprossen	100	24,0	0,01	0,04	0,00	0,09
Münster 30 % F. i. Tr.	30	71,7	0,12	0,03	0,15	0,12
Mürbeteig	100	479,0	0,21	0,12	0,40	0,81
Musaka	300	417,0	0,22	0,47	0,45	3,76
Muscheln im Weißweinsud	200	118,0	0,12	0,31	14,14	1,38
Muskatnuss	1	5,3	0,00	0,00	0,00	0,00

Vit K in µg p. P.	Vit B$_1$ in mg p. P.	Vit B$_2$ in mg p. P.	Vit B$_3$ in mg p. P.	Vit B$_6$ in mg p. P.	Folsäure in µg p. P.	Vit B$_5$ in mg p. P.	Biotin in µg p. P.	Vit B$_{12}$ in µg p. P.	Vit C in mg p. P.
2,20	0,01	0,02	0,26	0,06	5,80	0,10	3,00	0,04	0,00
0,00	0,01	0,01	0,05	0,01	1,00	0,02	0,03	0,00	0,50
0,00	0,09	0,02	0,10	0,04	6,00	0,30	1,00	0,00	0,00
13,20	0,09	0,07	0,32	0,09	4,80	0,36	6,00	0,00	1,51
11,00	0,10	0,12	0,58	0,10	8,00	0,48	5,00	0,00	0,25
58,50	0,09	0,06	0,71	0,11	10,50	0,33	6,15	0,00	8,61
76,50	0,08	0,06	0,66	0,11	3,00	0,31	6,00	0,00	6,80
11,50	0,01	0,01	0,12	0,02	1,00	0,06	1,00	0,00	1,22
72,00	0,03	0,04	0,44	0,05	0,00	0,20	3,00	0,00	2,70
115,00	0,13	0,12	1,14	0,17	12,50	0,51	9,75	0,00	13,67
24,00	0,10	0,13	0,57	0,09	8,00	0,49	13,00	0,00	2,39
98,00	0,07	0,08	0,91	0,10	6,00	0,39	8,00	0,00	5,83
64,50	0,08	0,06	0,67	0,11	4,50	0,31	5,25	0,00	6,68
164,50	0,12	0,25	0,90	0,18	14,00	0,67	9,10	0,35	19,03
32,00	0,06	0,27	0,24	0,08	10,00	0,76	8,40	0,40	1,45
0,00	0,08	0,28	0,40	0,08	2,00	0,80	7,00	0,40	2,00
0,00	0,07	0,24	0,36	0,07	2,00	0,68	6,00	0,40	3,10
0,00	0,05	0,25	0,08	0,08	1,50	0,60	5,50	0,25	0,50
12,50	0,04	0,03	0,13	0,09	1,25	0,28	2,50	0,00	13,75
15,00	0,13	0,06	5,00	0,05	21,00	2,50	15,00	0,00	5,00
17,00	0,06	0,04	2,94	0,02	2,00	1,29	8,00	0,00	1,10
0,00	0,00	0,00	0,01	0,01	1,30	0,04	1,30	0,00	0,00
24,00	0,05	0,23	0,37	0,05	8,00	0,46	5,80	0,40	1,13
25,00	0,04	0,42	0,38	0,10	11,25	0,50	2,75	2,50	0,00
4,20	0,03	0,07	0,34	0,06	3,00	0,15	1,80	0,00	0,31
195,00	0,74	0,35	3,45	0,75	72,00	5,25	11,25	0,00	4,50
5,00	0,08	0,09	0,75	0,09	28,00	0,38	2,00	0,00	11,00
4,50	0,01	0,11	0,03	0,02	4,50	0,08	0,90	0,45	0,00
24,00	0,03	0,02	0,36	0,09	3,00	0,12	0,70	0,00	0,07
105,00	0,11	0,26	0,96	0,20	24,00	0,96	10,50	0,60	17,04
64,00	0,23	0,27	2,01	0,12	18,00	0,39	3,60	11,40	5,83
0,00	0,00	0,00	0,01	0,00	0,00	0,01	0,10	0,00	0,00

Produktbezeichnung	Portion in g	kcal pro p. P.	Vit A in mg p. P.	ß-Car. in mg p. P.	Vit D in µg p. P.	Vit E in mg p. P.	
Müsli	40	140,4	0,00	0,02	0,00	1,37	
Müsli mit Milch, Zucker und Obst	150	189,0	0,02	0,09	0,03	0,83	
N							
Nektarine	115	65,6	0,08	0,51	0,00	0,58	
Nektarine gegart	115	67,9	0,09	0,53	0,00	0,63	
Nektarine Konserve, Abtropfgew.	125	107,5	0,08	0,46	0,00	0,58	
Nektarinennektar	200	134,0	0,07	0,39	0,00	0,46	
Nougat	25	118,5	0,00	0,00	0,00	2,10	
Nougat Rohmasse	25	127,8	0,00	0,00	0,00	3,24	
Nougatcreme	25	104,0	0,00	0,00	0,00	0,69	
Nudelauflauf mit Schinken überbacken	350	535,5	0,20	0,07	0,32	0,63	
Nudeln gegart eifrei	125	187,5	0,00	0,00	0,00	0,14	
Nudeln gegart m. Ei	125	157,5	0,03	0,00	0,00	0,10	
Nudeln selbst gemacht	200	276,0	0,00	0,00	0,00	4,25	
Nudelsalat mit Mayonnaise	350	553,0	0,32	0,78	0,56	**21,93**	
Nürnberger Lebkuchen	40	159,6	0,06	0,32	0,00	2,67	
Nuss Nougat Creme	25	130,3	0,00	0,00	0,00	1,12	
Nüsse	20	112,2	0,00	0,00	0,00	2,19	
Nusskuchen	50	228,0	0,10	0,05	0,50	3,22	
Nussmus	20	130,4	0,00	0,01	0,00	**4,85**	
Nusssahnetorte	120	415,2	0,25	0,11	1,20	5,34	
O							
Obstessig	15	3,0	0,00	0,00	0,00	0,00	
Obstkuchen aus Rührmasse	150	321,0	0,15	0,08	0,00	0,97	
Obstmischung getrocknet	25	72,3	0,01	0,07	0,00	0,24	
Obstsalat	150	130,5	0,02	0,14	0,00	0,48	
Obsttorte Biskuit	100	157,0	0,09	0,27	0,00	0,95	
Obstwein	130	85,8	0,00	0,00	0,00	0,00	
Ochsenschwanz gegart	150	331,5	0,04	0,00	0,00	0,85	
Okra gegart	150	30,0	0,11	**0,63**	0,00	0,22	

Vit K in µg p.P.	Vit B$_1$ in mg p.P.	Vit B$_2$ in mg p.P.	Vit B$_3$ in mg p.P.	Vit B$_6$ in mg p.P.	Folsäure in µg p.P.	Vit B$_5$ in mg p.P.	Biotin in µg p.P.	Vit B$_{12}$ in µg p.P.	Vit C in mg p.P.
12,40	0,17	0,06	0,90	0,11	10,00	0,35	4,64	0,00	0,69
22,50	0,20	0,11	0,48	0,11	7,50	0,50	7,05	0,15	16,68
11,50	0,02	0,06	1,15	0,03	5,75	0,18	1,15	0,00	9,20
12,65	0,02	0,05	0,95	0,02	2,30	0,15	1,15	0,00	5,57
12,50	0,01	0,03	0,56	0,02	0,00	0,09	0,00	0,00	2,28
10,00	0,02	0,03	0,70	0,02	2,00	0,11	0,00	0,00	3,98
0,75	0,03	0,02	0,16	0,03	3,25	0,11	3,45	0,00	0,24
1,00	0,05	0,04	0,24	0,04	5,00	0,17	5,33	0,00	0,37
1,75	0,03	0,07	0,14	0,03	3,00	0,16	2,80	0,10	0,33
17,50	0,24	0,17	1,86	0,11	3,50	0,44	1,40	0,35	0,10
0,00	0,03	0,02	0,74	0,03	2,50	0,10	0,00	0,00	0,00
0,00	0,05	0,02	0,58	0,01	1,25	0,09	0,00	0,00	0,00
6,00	0,02	0,01	0,34	0,06	0,00	0,08	0,00	0,00	0,00
70,00	0,18	0,20	1,38	0,27	31,50	0,82	9,45	0,35	82,92
6,40	0,03	0,04	0,36	0,05	2,00	0,13	2,40	0,00	1,06
0,75	0,02	0,03	0,11	0,02	2,00	0,08	2,08	0,03	0,17
0,20	0,18	0,03	3,06	0,09	11,20	0,54	6,80	0,00	0,00
12,50	0,03	0,09	0,50	0,04	4,50	0,19	3,50	0,00	0,06
1,80	0,04	0,03	0,19	0,04	3,40	0,14	4,00	0,00	0,31
27,60	0,08	0,14	0,34	0,08	7,20	0,46	12,00	0,00	0,65
0,00	0,00	0,00	0,00	0,00	0,00	0,00	0,00	0,00	0,00
22,50	0,04	0,08	0,25	0,08	6,00	0,29	6,00	0,00	2,03
3,25	0,03	0,03	0,22	0,08	5,50	0,11	1,75	0,00	13,46
6,00	0,07	0,06	0,49	0,18	12,00	0,24	3,45	0,00	29,82
15,00	0,03	0,07	0,65	0,05	4,00	0,27	5,00	0,00	3,71
0,00	0,00	0,00	0,01	0,01	1,30	0,04	0,78	0,13	0,00
22,50	0,23	0,46	8,30	0,17	1,50	0,80	4,50	6,00	0,00
9,00	0,08	0,09	0,93	0,09	24,00	0,29	0,00	0,00	29,97

Produktbezeichnung	Portion in g	kcal pro p. P.	Vit A in mg p. P.	ß-Car. in mg p. P.	Vit D in µg p. P.	Vit E in mg p. P.
Okra Konserve, Abtropfgew.	150	25,5	0,08	0,50	0,00	0,20
Olive grün	20	26,0	0,01	0,04	0,00	0,10
Olive schwarz	20	69,0	0,00	0,01	0,00	0,10
Olive schwarz gesäuert	20	70,6	0,00	0,01	0,00	0,10
Olivenöl	12	105,7	0,02	0,03	0,00	1,45
Olivenpastete	30	82,5	0,00	0,01	0,00	0,10
Omelett	140	273,0	0,32	0,04	2,70	2,14
Orange	150	70,5	0,02	0,14	0,00	0,36
Orangenkonfitüre	25	68,3	0,00	0,00	0,00	0,01
Orangenlimonade	200	58,0	0,00	0,00	0,00	0,02
Orangensaft	200	90,0	0,03	0,18	0,00	0,49
Orangenschale	5	6,3	0,06	0,33	0,00	0,00
Oregano	5	3,4	0,01	0,04	0,00	0,05
Ovomaltine	4	15,1	0,00	0,00	0,00	0,01
P						
Paella	550	946,0	0,72	0,95	4,18	3,00
Palatschinken	150	346,5	0,14	0,13	0,57	0,70
Palmenherz	150	54,0	0,03	0,15	0,00	0,30
Palmfett Palmöl	20	174,4	0,87	5,20	0,00	1,90
Pampelmuse	125	57,5	0,00	0,02	0,00	0,34
Pampelmusensaft	200	86,0	0,01	0,03	0,00	0,55
Paniermehl	8	28,6	0,00	0,00	0,00	0,03
Papaya	80	10,4	0,07	0,45	0,00	0,56
Papaya getrocknet	25	46,5	0,30	1,83	0,00	2,28
Papaya Konserve, Abtropfgew.	125	75,0	0,10	0,56	0,00	0,78
Papayanektar	200	90,0	0,05	0,27	0,00	0,35
Paprika edelsüß	1	3,2	0,06	0,36	0,00	0,00
Paprikabutter	20	145,0	0,16	0,30	0,24	0,39
Paprikaschote	150	30,0	0,27	0,80	0,00	3,78
Paprikaschote gegart	150	30,0	0,27	0,80	0,00	4,19
Paranuss	20	132,0	0,00	0,00	0,00	1,52

Vit K in µg p. P.	Vit B$_1$ in mg p. P.	Vit B$_2$ in mg p. P.	Vit B$_3$ in mg p. P.	Vit B$_6$ in mg p. P.	Folsäure in µg p. P.	Vit B$_5$ in mg p. P.	Biotin in µg p. P.	Vit B$_{12}$ in µg p. P.	Vit C in mg p. P.
7,50	0,06	0,06	0,60	0,07	6,00	0,19	0,00	0,00	13,83
0,00	0,01	0,02	0,10	0,00	6,00	0,00	0,40	0,00	0,00
0,00	0,00	0,01	0,02	0,00	5,00	0,00	0,40	0,00	0,00
0,00	0,00	0,01	0,02	0,00	5,00	0,00	0,00	0,00	0,00
6,00	0,00	0,00	0,00	0,00	0,00	0,00	0,00	0,00	0,00
3,30	0,17	0,05	0,64	0,10	1,80	0,11	0,60	0,30	6,98
64,40	0,11	0,36	0,11	0,13	40,60	1,97	30,24	2,66	0,02
4,50	0,12	0,06	0,45	0,08	10,50	0,36	3,45	0,00	75,00
0,25	0,00	0,00	0,01	0,00	0,00	0,01	0,00	0,00	0,46
0,00	0,00	0,00	0,00	0,00	0,00	0,00	0,00	0,00	0,00
6,00	0,13	0,07	0,49	0,08	8,00	0,39	4,00	0,00	61,71
0,00	0,01	0,01	0,05	0,01	0,55	0,03	0,25	0,00	6,80
15,00	0,00	0,01	0,05	0,01	2,10	0,01	0,10	0,00	2,25
0,04	0,01	0,02	0,09	0,00	0,44	0,02	0,25	0,01	0,02
66,00	0,52	0,57	10,96	0,89	38,50	2,33	11,00	5,50	17,07
22,50	0,05	0,15	0,30	0,09	10,50	0,57	7,35	0,45	0,60
75,00	0,14	0,06	1,35	0,15	33,00	0,45	6,15	0,00	13,50
1,60	0,00	0,00	0,00	0,00	0,00	0,00	0,00	0,00	0,00
3,75	0,04	0,03	0,28	0,05	12,50	0,34	0,88	0,00	76,25
6,00	0,05	0,04	0,36	0,06	10,00	0,44	2,00	0,00	74,26
0,00	0,02	0,00	0,06	0,01	1,44	0,05	0,50	0,00	0,00
8,00	0,02	0,03	0,24	0,02	0,80	0,17	1,44	0,00	65,60
32,50	0,09	0,11	0,87	0,09	4,25	0,63	3,50	0,00	237,68
11,25	0,02	0,02	0,16	0,02	0,00	0,12	1,25	0,00	22,51
6,00	0,01	0,02	0,12	0,01	0,00	0,08	0,00	0,00	22,34
0,00	0,01	0,02	0,15	0,00	0,00	0,00	0,00	0,00	0,00
11,60	0,01	0,02	0,10	0,00	0,20	0,01	0,00	0,00	0,04
21,00	0,08	0,06	0,50	0,41	15,00	0,35	4,50	0,00	208,50
24,00	0,06	0,05	0,38	0,32	6,00	0,27	3,00	0,00	115,73
0,00	0,20	0,01	0,04	0,02	3,20	0,05	1,30	0,00	0,14

Produktbezeichnung	Portion in g	kcal pro p. P.	Vit A in mg p. P.	ß-Car. in mg p. P.	Vit D in µg p. P.	Vit E in mg p. P.
Parmesan 30 % F. i. Tr.	30	106,8	0,08	0,04	0,14	0,18
Parmesan 45 % F. i. Tr.	30	132,0	0,12	0,06	0,21	0,30
Passionsfrucht	125	100,0	0,05	0,30	0,00	0,50
Passionsfruchtnektar	200	120,0	0,02	0,12	0,00	0,20
Pastinake gegart	150	25,5	0,00	0,02	0,00	1,30
Pecannuss	20	138,4	0,00	0,02	0,00	0,61
Perlhuhn mit Haut	150	219,0	0,02	0,00	0,00	0,15
Perlzwiebel	15	11,3	0,00	0,00	0,00	0,02
Perlzwiebel Konserve, Abtropfgew.	50	31,0	0,00	0,00	0,00	0,08
Persipan	15	68,6	0,00	0,00	0,00	0,16
Petersilie	5	2,7	0,05	0,27	0,00	0,19
Petersilie getrocknet	1	2,6	0,02	0,14	0,00	0,17
Pfannkuchen	250	427,5	0,15	0,08	0,80	1,96
Pfeffer schwarz	1	2,9	0,00	0,00	0,00	0,00
Pfeffer weiß	1	3,2	0,00	0,00	0,00	0,00
Pfefferkuchen	50	190,0	0,01	0,00	0,00	1,84
Pfefferminze	1	0,4	0,00	0,01	0,00	0,05
Pfefferminztee	125	1,3	0,00	0,00	0,00	0,00
Pfeffernüsse	24	95,0	0,01	0,01	0,00	0,49
Pfefferschote	2	0,8	0,01	0,04	0,00	0,06
Pfefferschote gesäuert	50	9,5	0,08	0,45	0,00	0,72
Pfefferschote Pulver	1	2,7	0,01	0,09	0,00	0,19
Pferdefleisch gegart i. D.	150	231,0	0,03	0,00	0,00	0,41
Pfifferling	100	11,0	0,22	1,30	2,10	0,06
Pfifferling gedünstet	200	118,0	0,33	1,78	3,04	1,14
Pfirsich	115	47,2	0,08	0,51	0,00	1,11
Pfirsich Konserve, Abtropfgew.	125	95,0	0,08	0,45	0,00	1,10
Pfirsichkonfitüre	25	67,8	0,00	0,02	0,00	0,04
Pfirsichsaft	200	86,0	0,15	0,87	0,00	1,97
Pflaume	125	58,8	0,08	0,46	0,00	1,08
Pflaume getrocknet	25	65,3	0,08	0,46	0,00	1,07
Pflaumen Konserve, Abtropfgew.	125	101,3	0,06	0,38	0,00	0,98

Vit K in µg p. P.	Vit B₁ in mg p. P.	Vit B₂ in mg p. P.	Vit B₃ in mg p. P.	Vit B₆ in mg p. P.	Folsäure in µg p. P.	Vit B₅ in mg p. P.	Biotin in µg p. P.	Vit B₁₂ in µg p. P.	Vit C in mg p. P.
7,50	0,01	0,15	0,06	0,03	1,80	0,36	0,84	0,60	0,00
10,50	0,01	0,14	0,06	0,03	2,10	0,36	0,81	0,60	0,00
12,50	0,03	0,13	2,63	0,50	18,75	0,25	6,25	0,00	30,00
6,00	0,01	0,04	0,81	0,16	4,00	0,08	2,00	0,00	6,60
73,50	0,08	0,13	0,96	0,11	16,50	0,51	0,00	0,00	15,75
2,00	0,17	0,03	0,40	0,04	3,60	0,34	6,00	0,00	0,40
0,00	0,12	0,24	10,50	0,53	10,50	1,35	3,00	0,60	0,00
46,50	0,01	0,00	0,04	0,02	1,65	0,02	0,23	0,00	2,25
163,00	0,01	0,01	0,06	0,02	0,00	0,04	0,50	0,00	1,98
0,00	0,03	0,01	0,14	0,00	0,75	0,02	0,39	0,00	0,20
39,50	0,01	0,02	0,07	0,01	2,35	0,02	0,02	0,00	8,30
40,51	0,01	0,01	0,06	0,01	1,20	0,01	0,00	0,00	3,40
27,50	0,09	0,31	0,62	0,19	15,00	0,97	11,75	0,50	1,35
0,00	0,00	0,00	0,01	0,00	0,00	0,01	0,10	0,00	0,00
0,00	0,00	0,00	0,00	0,00	0,00	0,01	0,10	0,00	0,00
7,50	0,03	0,04	0,24	0,06	2,50	0,14	3,50	0,00	0,56
3,00	0,00	0,00	0,01	0,00	0,30	0,00	0,02	0,00	0,31
0,00	0,01	0,01	0,00	0,00	1,25	0,01	0,00	0,00	0,00
4,08	0,01	0,02	0,15	0,03	0,96	0,06	0,96	0,00	0,15
0,10	0,00	0,00	0,02	0,01	0,58	0,00	0,06	0,00	4,00
1,00	0,02	0,02	0,19	0,07	3,00	0,01	0,50	0,00	34,93
0,37	0,00	0,01	0,06	0,02	1,10	0,00	0,22	0,00	5,94
0,00	0,11	0,12	5,06	0,33	7,50	0,53	4,50	4,50	0,00
15,00	0,02	0,23	6,50	0,04	21,00	2,50	15,00	0,00	6,00
72,00	0,07	0,32	7,67	0,10	24,00	2,93	17,60	0,00	8,72
11,50	0,03	0,06	1,04	0,03	2,30	0,16	2,30	0,00	11,50
12,50	0,02	0,03	0,50	0,01	0,00	0,08	1,25	0,00	2,81
0,50	0,00	0,00	0,03	0,00	0,00	0,00	0,00	0,00	0,09
20,00	0,04	0,08	1,47	0,04	2,00	0,23	4,00	0,00	12,24
12,50	0,09	0,06	0,55	0,06	1,25	0,23	0,13	0,00	6,25
12,50	0,08	0,05	0,49	0,05	1,75	0,20	0,00	0,00	5,54
12,50	0,04	0,03	0,24	0,03	0,00	0,10	0,00	0,00	1,41

Pflaumenkompott

Produktbezeichnung	Portion in g	kcal pro p. P.	Vit A in mg p. P.	ß-Car. in mg p. P.	Vit D in µg p. P.	Vit E in mg p. P.
Pflaumenkompott	250	147,5	0,11	0,64	0,00	1,58
Pflaumenkonfitüre	25	68,3	0,00	0,02	0,00	0,04
Pflaumensaft	200	98,0	0,12	0,72	0,00	1,75
Pilsbier hell	330	138,6	0,00	0,00	0,00	0,00
Pilz chin. getrocknet	25	59,3	0,00	0,00	2,75	0,14
Pilzsuppe	320	118,4	0,08	0,20	2,66	1,64
Pimpinelle	5	2,1	0,03	0,20	0,00	0,05
Pinienkern	20	115,0	0,00	0,00	0,00	2,73
Pistazie	20	114,8	0,01	0,03	0,00	1,04
Pistazie geröstet	20	125,4	0,00	0,03	0,00	0,83
Pizza salami	250	660,0	0,17	0,28	0,00	3,44
Pommes frites	150	186,0	0,00	0,01	0,00	4,77
Porree gegart	150	34,5	0,25	1,51	0,00	0,89
Portulak	150	40,5	0,27	1,59	0,00	0,75
Portwein	50	76,5	0,00	0,00	0,00	0,00
Pottasche	1	1,6	0,00	0,00	0,00	0,00
Poularde	150	360,0	0,06	0,00	0,00	0,38
Pralinen m. Trüffel	12	62,3	0,00	0,00	0,00	0,05
Preiselbeere	125	48,8	0,01	0,03	0,00	1,24
Preiselbeere gegart	125	51,3	0,01	0,03	0,00	1,37
Preiselbeere Konserve, Abtropfgew.	125	95,0	0,00	0,02	0,00	1,12
Preiselbeerkompott	250	307,5	0,01	0,03	0,00	1,52
Preiselbeerkonfitüre	25	67,5	0,00	0,00	0,00	0,05
Preiselbeersaft	200	82,0	0,01	0,04	0,00	2,03
Printen	20	93,0	0,01	0,01	0,00	1,21
Provolone 45 % F. i. Tr.	30	102,0	0,09	0,03	0,24	0,15
Puddingpulver i.D.	3	11,5	0,00	0,00	0,00	0,00
Puffreis	50	195,0	0,00	0,00	0,00	0,20
Puffreis mit Zucker und Honig	50	191,5	0,00	0,00	0,00	0,18
Pumpernickel	40	75,2	0,00	0,00	0,00	0,40
Pute gegart	150	321,0	0,01	0,00	0,00	0,59
Pute mit Haut gegart	150	379,5	0,02	0,00	0,00	0,81

Vit K in µg p. P.	Vit B$_1$ in mg p. P.	Vit B$_2$ in mg p. P.	Vit B$_3$ in mg p. P.	Vit B$_6$ in mg p. P.	Folsäure in µg p. P.	Vit B$_5$ in mg p. P.	Biotin in µg p. P.	Vit B$_{12}$ in µg p. P.	Vit C in mg p. P.
17,50	0,10	0,06	0,60	0,06	0,00	0,25	0,00	0,00	5,02
0,50	0,00	0,00	0,01	0,00	0,00	0,01	0,00	0,00	0,05
20,00	0,11	0,07	0,71	0,07	0,00	0,29	0,00	0,00	6,09
0,00	0,01	0,11	2,54	0,12	13,20	0,50	3,96	0,33	0,00
21,00	0,04	0,17	2,39	0,06	14,75	2,82	19,75	0,00	1,13
64,00	0,04	0,29	3,84	0,05	12,80	1,99	11,52	0,00	6,60
15,00	0,00	0,01	0,06	0,00	0,70	0,01	0,08	0,00	2,25
0,00	0,16	0,04	0,72	0,02	3,80	0,04	2,00	0,00	0,38
9,80	0,14	0,04	0,29	0,05	4,00	0,24	3,60	0,00	1,40
0,00	0,11	0,05	0,31	0,05	3,80	0,24	3,34	0,00	1,46
35,00	0,21	0,31	2,26	0,29	27,50	0,69	7,00	1,00	7,05
42,00	0,15	0,08	1,95	0,47	12,00	0,61	0,00	0,00	25,75
336,00	0,07	0,07	0,53	0,27	15,00	0,17	1,50	0,00	18,11
300,00	0,05	0,15	0,75	0,23	19,50	0,38	2,25	0,00	33,00
0,00	0,00	0,01	0,03	0,01	0,50	0,02	0,30	0,05	0,00
0,00	0,00	0,00	0,00	0,00	0,00	0,00	0,00	0,00	0,00
0,00	0,12	0,21	10,95	0,54	10,50	1,45	3,00	0,60	0,00
0,48	0,00	0,01	0,07	0,00	0,84	0,03	0,53	0,00	0,00
12,50	0,03	0,03	0,13	0,02	1,25	0,15	3,00	0,00	15,00
13,75	0,02	0,02	0,10	0,01	0,00	0,12	2,50	0,00	9,09
12,50	0,01	0,01	0,05	0,01	0,00	0,07	1,25	0,00	3,35
15,00	0,02	0,02	0,12	0,01	0,00	0,14	3,00	0,00	10,08
0,50	0,00	0,00	0,00	0,00	0,00	0,00	0,00	0,00	0,11
20,00	0,03	0,03	0,16	0,02	0,00	0,20	4,00	0,00	14,75
1,60	0,02	0,03	0,14	0,02	1,00	0,08	2,20	0,00	0,14
7,80	0,01	0,10	0,05	0,02	3,00	0,14	0,84	0,45	0,00
0,00	0,00	0,00	0,00	0,00	0,00	0,00	0,00	0,00	0,00
0,50	0,06	0,05	1,50	0,04	6,00	0,16	0,50	0,00	0,00
1,50	0,04	0,04	1,29	0,03	3,00	0,11	0,50	0,00	0,12
12,40	0,04	0,04	0,53	0,06	6,00	0,21	2,00	0,00	0,00
0,00	0,10	0,24	10,88	0,44	6,00	1,14	1,50	0,30	0,00
0,00	0,13	0,33	14,92	0,61	9,00	1,56	3,00	0,60	0,00

Produktbezeichnung	Portion in g	kcal pro p. P.	Vit A in mg p. P.	ß-Car. in mg p. P.	Vit D in µg p. P.	Vit E in mg p. P.
Putenbrust	150	160,5	0,00	0,00	0,02	1,35
Putenragout	350	483,0	0,68	1,14	0,11	2,09
Putenschenkel gegart	150	283,5	0,00	0,00	0,00	1,99
Q						
Quark 10 % F. i. Tr.	30	24,9	0,01	0,00	0,01	0,02
Quark 40 % F. i. Tr.	30	42,9	0,04	0,02	0,06	0,08
Quark Apfel Torte	120	204,0	0,07	0,05	0,00	1,38
Quark mit Früchten 10 % Fett	100	106,0	0,02	0,04	0,00	0,16
Quarkkrapfen	250	777,5	0,45	0,22	0,45	1,82
Quarkpudding	250	542,5	0,13	0,02	1,28	3,26
Quarkstrudel	150	336,0	0,13	0,08	0,00	2,40
Quarktasche	50	125,5	0,02	0,02	0,00	0,51
Quitte	125	48,8	0,01	0,04	0,00	0,50
Quitte gegart	125	51,3	0,01	0,05	0,00	0,55
Quittenkonfitüre	25	67,5	0,00	0,00	0,00	0,02
R						
Radicchio	50	7,0	0,07	0,40	0,00	0,25
Radieschen	100	15,0	0,00	0,02	0,00	0,01
Ragout fin	180	268,2	0,12	0,04	0,94	0,77
Rahmspinat	150	118,5	0,98	5,28	0,30	1,79
Rahmwirsingkohl mit Soße	250	180,0	0,13	0,14	0,30	5,18
Rapsöl	12	105,0	0,07	0,40	0,00	2,74
Raquelette 50 % F. i. Tr.	30	102,9	0,10	0,05	0,17	0,25
Ratatouille	350	119,0	0,22	1,07	0,00	6,33
Rauchfleisch	30	38,7	0,00	0,00	0,00	0,07
Rebhuhn	150	333,0	0,05	0,00	0,00	1,05
Regenbogenforelle geräuchert	75	90,0	0,01	0,00	15,00	1,26
Reh gegart i. D.	150	240,0	0,00	0,00	0,00	1,34
Rehkeule mit Preiselbeersoße	350	619,5	0,13	0,11	0,46	3,08
Rehrücken	100	427,0	0,16	0,10	1,00	4,55

Vit K in µg p. P.	Vit B₁ in mg p. P.	Vit B₂ in mg p. P.	Vit B₃ in mg p. P.	Vit B₆ in mg p. P.	Folsäure in µg p. P.	Vit B₅ in mg p. P.	Biotin in µg p. P.	Vit B₁₂ in µg p. P.	Vit C in mg p. P.
0,00	0,07	0,17	16,95	0,69	6,00	0,89	15,00	0,75	0,00
56,00	0,26	0,37	13,72	0,83	17,50	1,58	5,25	0,35	35,35
0,00	0,12	0,34	6,81	0,43	10,50	1,64	3,00	0,60	0,00
3,00	0,01	0,09	0,03	0,02	4,80	0,22	2,10	0,30	0,21
15,00	0,01	0,08	0,03	0,02	3,90	0,18	1,80	0,24	0,00
12,00	0,04	0,17	0,18	0,05	7,20	0,40	6,00	1,20	1,19
6,00	0,04	0,16	0,18	0,08	10,00	0,40	4,00	0,40	8,23
70,00	0,09	0,28	0,57	0,16	20,00	0,98	11,50	1,00	1,51
27,50	0,10	0,49	0,67	0,14	30,00	1,52	16,75	2,00	1,22
22,50	0,06	0,22	0,38	0,10	9,00	0,62	7,50	1,50	0,35
5,50	0,02	0,07	0,14	0,03	2,50	0,16	2,00	0,50	0,15
0,00	0,04	0,04	0,25	0,05	6,25	0,10	0,13	0,00	16,25
0,00	0,03	0,03	0,21	0,04	3,75	0,08	0,00	0,00	9,83
0,00	0,00	0,00	0,01	0,00	0,00	0,00	0,00	0,00	0,12
100,00	0,04	0,02	0,13	0,02	10,50	0,09	0,75	0,00	14,00
50,00	0,03	0,03	0,25	0,06	19,00	0,18	1,00	0,00	29,00
27,00	0,08	0,39	4,91	0,22	9,00	1,68	6,48	2,34	10,39
349,50	0,13	0,30	0,73	0,26	63,00	0,37	8,85	0,00	58,41
255,00	0,12	0,17	0,65	0,38	92,50	0,49	1,50	0,00	77,98
18,00	0,00	0,00	0,00	0,00	0,00	0,00	0,00	0,00	0,00
8,40	0,01	0,09	0,03	0,02	6,30	0,12	0,45	0,60	0,00
140,00	0,15	0,15	1,48	0,36	35,00	0,65	8,40	0,00	86,63
3,30	0,06	0,06	1,15	0,05	0,00	0,13	0,30	0,90	0,00
0,00	0,15	0,23	7,50	0,90	10,50	1,35	3,00	1,20	0,00
0,00	0,05	0,04	2,00	0,13	2,25	1,01	3,00	3,00	1,81
0,00	0,09	0,36	0,00	0,26	6,00	0,71	0,00	1,50	0,00
63,00	0,27	0,63	0,45	0,58	10,50	1,98	1,75	2,45	1,42
21,00	0,05	0,18	0,50	0,05	8,00	0,51	8,00	1,00	0,05

Reis

Produktbezeichnung	Portion in g	kcal pro p. P.	Vit A in mg p. P.	ß-Car. in mg p. P.	Vit D in µg p. P.	Vit E in mg p. P.	
Reis geschält gegart	180	167,4	0,00	0,00	0,00	0,11	
Reis parboiled gegart	180	194,4	0,00	0,00	0,00	0,20	
Reis ungeschält gegart	180	201,6	0,00	0,00	0,00	0,51	
Reisbrei	250	310,0	0,09	0,05	0,05	0,27	
Reiscrispies	50	188,5	0,00	0,00	0,00	0,30	
Reismehl	10	34,8	0,00	0,00	0,00	0,02	
Reispudding	3	11,8	0,00	0,00	0,00	0,00	
Reissalat mit Äpfeln und Curry	170	163,2	0,01	0,08	0,00	1,58	
Reisstärke	20	69,6	0,00	0,00	0,00	0,00	
Reisvollkornbrot	50	108,0	0,00	0,00	0,00	0,44	
Remoulade 65 % Fett	15	96,2	0,01	0,00	0,15	1,13	
Remouladensoße	60	383,4	0,07	0,04	0,47	**24,90**	
Rettich gegart	150	16,5	0,00	0,01	0,00	0,02	
Rettich weiß, rot, schwarz	150	21,0	0,00	0,01	0,00	0,02	
Rhabarber gegart	150	21,0	0,02	0,11	0,00	0,41	
Rhabarbergrütze	250	157,5	0,01	0,06	0,00	0,23	
Rhabarberkompott	250	235,0	0,02	0,11	0,00	0,42	
Rhabarberkuchen mit Baiser	120	217,2	0,11	0,11	0,00	0,57	
Ricotta 30 % F.i.Tr.	30	36,3	0,08	0,03	0,03	0,21	
Ricotta 60 % F.i.Tr.	30	52,2	0,10	0,04	0,09	0,21	
Riesengarnelen gegrillt	300	426,0	0,05	0,20	2,79	13,24	
Rinderbraten gegart	125	196,3	0,01	0,00	0,00	0,72	
Rinderfilet gegart	125	190,0	0,03	0,00	0,00	0,71	
Rinderfilet mit Soße	200	196,0	0,13	0,38	0,14	1,26	
Rindergulasch mit Soße	400	400,0	0,01	0,02	0,00	0,80	
Rindergulasch ungarisch	400	464,0	0,02	0,06	0,00	0,96	
Rinderkeule mf. gegart	150	261,0	0,03	0,00	0,00	0,82	
Rinderkotelett mf. gegart	150	274,5	0,01	0,00	0,00	0,85	
Rinderleber gegart	125	183,8	**22,61**	0,00	2,50	0,90	
Rinderroulade Konserve, Abtropfgew.	150	186,0	0,03	0,12	0,00	0,34	
Rinderroulade ma. gegart	150	226,5	0,04	0,00	0,00	0,86	
Rinderroulade mit Soße	400	496,0	0,54	1,72	0,56	6,63	

Vit K in µg p. P.	Vit B$_1$ in mg p. P.	Vit B$_2$ in mg p. P.	Vit B$_3$ in mg p. P.	Vit B$_6$ in mg p. P.	Folsäure in µg p. P.	Vit B$_5$ in mg p. P.	Biotin in µg p. P.	Vit B$_{12}$ in µg p. P.	Vit C in mg p. P.
0,00	0,02	0,01	0,58	0,05	3,60	0,24	1,80	0,00	0,00
0,00	0,15	0,02	1,79	0,15	1,80	0,37	1,80	0,00	0,00
0,00	0,15	0,05	2,76	0,26	1,80	0,72	5,40	0,00	0,00
10,00	0,07	0,33	0,65	0,14	12,50	0,89	7,25	0,00	2,01
0,50	0,50	0,65	7,50	0,10	3,50	0,35	1,00	0,00	0,00
0,10	0,01	0,00	0,14	0,02	0,80	0,05	0,10	0,00	0,00
0,00	0,00	0,00	0,00	0,00	0,00	0,00	0,00	0,00	0,00
10,20	0,03	0,02	0,50	0,05	5,10	0,21	1,70	0,00	6,93
0,00	0,00	0,00	0,00	0,00	0,00	0,00	0,00	0,00	0,00
7,00	0,10	0,04	1,29	0,10	4,00	0,25	2,50	0,00	0,00
9,00	0,00	0,01	0,00	0,01	0,15	0,06	0,03	0,17	0,30
17,40	0,02	0,05	0,08	0,03	5,40	0,30	4,20	0,24	0,60
79,50	0,03	0,03	0,45	0,07	6,00	0,20	0,00	0,00	25,77
75,00	0,05	0,05	0,60	0,09	25,50	0,27	0,75	0,00	40,50
18,00	0,04	0,04	0,31	0,04	1,50	0,11	1,50	0,00	9,12
12,50	0,02	0,02	0,17	0,02	0,00	0,06	1,00	0,00	5,01
17,50	0,04	0,04	0,31	0,04	2,50	0,11	1,75	0,00	9,92
19,20	0,03	0,05	0,29	0,04	2,40	0,12	2,40	0,00	4,81
2,40	0,01	0,06	0,02	0,01	4,80	0,19	1,50	0,09	0,00
4,50	0,00	0,06	0,03	0,01	4,80	0,18	1,50	0,12	0,00
51,00	0,14	0,09	6,00	0,28	15,00	0,66	3,00	2,70	10,40
20,00	0,08	0,28	4,76	0,14	1,25	0,67	3,75	5,00	0,00
18,75	0,08	0,19	4,27	0,14	2,50	1,12	6,25	2,50	0,00
34,00	0,05	0,14	2,77	0,12	4,00	0,71	4,20	1,20	1,22
188,00	0,10	0,28	4,57	0,22	4,00	0,71	5,20	5,20	7,15
436,00	0,12	0,28	4,58	0,31	12,00	0,83	7,60	4,80	11,32
21,00	0,22	0,45	8,07	0,16	1,50	0,77	4,50	6,00	0,00
24,00	0,09	0,34	5,78	0,17	1,50	0,80	4,50	6,00	0,00
101,25	0,36	4,26	18,84	1,00	282,50	9,36	128,75	83,75	22,54
39,00	0,15	0,20	3,29	0,12	1,50	0,38	3,00	3,00	0,75
24,00	0,23	0,47	8,39	0,17	1,50	0,81	4,50	6,00	0,00
204,00	0,29	0,52	7,65	0,32	12,00	1,13	7,60	5,20	8,37

Rinderrücken

Produktbezeichnung	Portion in g	kcal pro p. P.	Vit A in mg p. P.	ß-Car. in mg p. P.	Vit D in µg p. P.	Vit E in mg p. P.
Rinderrücken Roastbeef gegart	125	201,3	0,02	0,00	0,00	0,71
Rinderschmorbraten mit Soße	350	378,0	0,66	1,60	0,00	0,98
Rindersteak ma. gegart	150	241,5	0,03	0,00	0,00	0,85
Rinderzunge gegart	125	235,0	0,01	0,00	0,00	0,31
Rindfleisch gegart	150	270,0	0,01	0,00	0,00	0,82
Rindfleisch Konserve, Abtropfgew.	150	225,0	0,02	0,00	0,00	0,44
Rindfleischsuppe Brühwürfel	5	7,5	0,00	0,00	0,00	0,01
Risotto mit Butter und Parmesankäse	250	510,0	0,28	0,69	0,25	1,26
Roastbeef englisch	250	517,5	0,04	0,00	0,00	1,19
Roastbeef gebraten mit Speck	300	603,0	0,04	0,00	0,00	1,17
Roggen Vollkorn	40	117,6	0,00	0,00	0,00	0,78
Roggenbrötchen	60	133,8	0,00	0,00	0,00	0,35
Roggenflocken	40	118,0	0,00	0,00	0,00	0,72
Roggenmehl Typ 1150	10	31,8	0,00	0,00	0,00	0,09
Roggenmischbrot	45	94,5	0,00	0,00	0,00	0,32
Roggenvollkornbrot	50	94,0	0,00	0,00	0,00	0,50
Rollmöpse	80	107,2	0,05	0,03	7,45	0,59
Romadur 20 % F. i. Tr.	30	53,7	0,03	0,02	0,05	0,08
Romadur 60 % F. i. Tr.	30	113,1	0,12	0,06	0,21	0,30
Romanosalat	50	8,0	0,13	0,78	0,00	0,29
Roquefort	30	108,3	0,10	0,02	0,21	0,23
Rosenkohl gegart	150	42,0	0,09	0,57	0,00	0,79
Rosenkuchen Hefeteig	100	374,0	0,13	0,11	1,00	3,32
Rosenpaprika	1	3,2	0,06	0,36	0,00	0,00
Rosine	25	74,5	0,00	0,01	0,00	0,15
Rosinenbrot	30	72,3	0,00	0,00	0,00	0,11
Rosinenkuchen	70	214,2	0,06	0,02	0,70	0,42
Rosmarin	5	2,9	0,00	0,02	0,00	0,00
Rostbratwurst	150	493,5	0,00	0,00	0,00	0,50
Rotbarsch gegart	180	100,8	0,01	0,00	1,80	1,05
Rotbarsch paniert	200	360,0	0,12	0,08	5,02	4,14
Rotbarschfilet gegart	150	187,5	0,02	0,00	4,50	2,01

Vit K in µg p. P.	Vit B₁ in mg p. P.	Vit B₂ in mg p. P.	Vit B₃ in mg p. P.	Vit B₆ in mg p. P.	Folsäure in µg p. P.	Vit B₅ in mg p. P.	Biotin in µg p. P.	Vit B₁₂ in µg p. P.	Vit C in mg p. P.
18,75	0,08	0,24	4,53	0,14	1,25	0,37	3,75	5,00	0,00
126,00	0,11	0,32	5,42	0,27	3,50	0,85	5,25	4,90	5,11
22,50	0,09	0,28	5,43	0,17	1,50	0,44	4,50	6,00	0,00
0,00	0,16	0,42	5,75	0,15	6,25	2,50	3,75	6,25	2,87
21,00	0,09	0,33	5,53	0,16	1,50	0,77	4,50	6,00	0,00
13,50	0,12	0,28	4,95	0,11	0,00	0,47	3,00	4,50	0,08
0,00	0,01	0,01	0,17	0,00	0,00	0,00	0,00	0,00	0,00
137,50	0,08	0,16	2,05	0,21	17,50	0,82	4,25	1,25	5,02
32,50	0,14	0,47	13,29	0,35	2,50	0,88	10,00	12,50	0,00
102,00	0,48	0,59	15,14	0,63	6,00	1,14	10,80	15,00	1,25
12,00	0,14	0,07	0,72	0,12	15,20	0,60	2,00	0,00	0,00
19,80	0,09	0,05	0,72	0,09	5,40	0,27	2,40	0,00	0,00
12,00	0,14	0,07	0,72	0,12	15,20	0,60	2,00	0,00	0,00
5,00	0,02	0,01	0,12	0,04	3,80	0,10	0,30	0,00	0,00
13,05	0,06	0,03	0,30	0,05	4,05	0,17	1,35	0,00	0,00
15,50	0,05	0,05	0,66	0,08	7,50	0,27	2,50	0,00	0,00
28,80	0,03	0,12	1,30	0,12	4,00	0,46	4,88	2,96	1,32
3,00	0,02	0,12	0,06	0,03	6,60	0,12	0,72	0,60	0,00
10,50	0,02	0,11	0,06	0,03	6,00	0,12	0,60	0,60	0,00
100,00	0,06	0,01	0,30	0,02	13,50	0,09	0,35	0,00	12,00
0,00	0,01	0,18	0,22	0,06	4,80	0,52	0,69	0,30	0,00
352,50	0,09	0,11	0,57	0,26	34,50	0,49	0,00	0,00	70,98
22,00	0,06	0,11	0,75	0,09	8,00	0,27	5,00	0,00	0,28
0,00	0,01	0,02	0,15	0,00	0,00	0,00	0,00	0,00	0,00
10,00	0,03	0,01	0,13	0,03	1,00	0,03	0,50	0,00	0,25
3,60	0,02	0,02	0,22	0,03	1,50	0,05	0,60	0,00	0,02
14,00	0,03	0,05	0,23	0,05	2,80	0,19	2,80	0,00	0,19
0,00	0,00	0,00	0,01	0,00	0,00	0,00	0,00	0,00	0,00
18,00	0,97	0,27	3,68	0,57	0,00	0,66	3,00	1,50	0,10
0,00	0,08	0,05	1,63	0,26	5,40	0,24	9,00	3,60	0,45
14,00	0,18	0,15	3,18	0,52	18,00	0,77	19,00	6,20	3,44
0,00	0,15	0,10	3,13	0,50	10,50	0,45	15,00	6,00	0,86

Rote Bete

Produktbezeichnung	Portion in g	kcal pro p. P.	Vit A in mg p. P.	ß-Car. in mg p. P.	Vit D in µg p. P.	Vit E in mg p. P.
Rote Bete gegart	150	48,0	0,00	0,01	0,00	0,07
Rote Bete Konserve, Abtropfgew.	150	51,0	0,00	0,01	0,00	0,07
Rote Bete sauer	50	15,0	0,00	0,00	0,00	0,02
Rote Grütze aus Fruchtsaft	250	247,5	0,01	0,02	0,00	0,42
Rotkohl gegart	150	27,0	0,00	0,02	0,00	2,59
Rotkohl gesäuert	50	6,0	0,00	0,00	0,00	0,42
Rotkohl Konserve, Abtropfgew.	150	28,5	0,00	0,02	0,00	2,61
Rotkohl mit Äpfeln	200	112,0	0,01	0,04	0,00	2,57
Rotwein Punsch	200	300,0	0,00	0,02	0,00	0,08
Rotwein Qualitätswein	130	85,8	0,00	0,00	0,00	0,00
Rotweinsoße	60	33,6	0,22	0,50	0,00	0,08
Rotwurst	30	51,9	0,21	0,00	0,00	0,08
Rührei	120	196,8	0,22	0,03	1,86	1,47
Rum	20	46,2	0,00	0,00	0,00	0,00
Rumkugeln	20	80,6	0,00	0,00	0,00	0,03
Rumpsteak mit Zwiebeln	300	429,0	0,06	0,00	0,00	1,31
Rumtopf	250	407,5	0,09	0,53	0,00	0,68
Russisch Brot	5	19,1	0,00	0,00	0,00	0,01
S						
Safran	1	3,5	0,00	0,00	0,00	0,00
Sago	10	34,1	0,00	0,00	0,00	0,00
Sahne 30 % Fett	25	72,0	0,09	0,05	0,28	0,23
Sahne Dressing	60	88,2	0,10	0,10	0,22	0,30
Sahnefruchteis	100	186,0	0,14	0,10	0,52	0,49
Sahnekaramellen	5	17,8	0,00	0,00	0,01	0,01
Salami	30	108,0	0,00	0,00	0,00	0,12
Salami italienisch	30	99,3	0,00	0,00	0,00	0,12
Salami ungarisch	30	109,8	0,00	0,00	0,00	0,11
Salatmayonnaise	48	189,1	0,07	0,01	0,43	10,52
Salbei	5	2,7	0,00	0,03	0,00	0,00
Salzburger Nockerln	200	422,0	0,34	0,05	1,74	1,97

Vit K in µg p. P.	Vit B$_1$ in mg p. P.	Vit B$_2$ in mg p. P.	Vit B$_3$ in mg p. P.	Vit B$_6$ in mg p. P.	Folsäure in µg p. P.	Vit B$_5$ in mg p. P.	Biotin in µg p. P.	Vit B$_{12}$ in µg p. P.	Vit C in mg p. P.
7,50	0,02	0,05	0,25	0,05	22,50	0,14	0,00	0,00	9,37
7,50	0,01	0,03	0,18	0,03	9,00	0,10	0,00	0,00	3,89
1,50	0,00	0,01	0,06	0,01	10,00	0,04	0,00	0,00	1,62
7,50	0,02	0,01	0,08	0,02	0,00	0,02	1,25	0,00	6,97
153,00	0,05	0,05	0,37	0,15	15,00	0,34	1,50	0,00	34,28
25,00	0,01	0,01	0,08	0,03	2,50	0,07	0,50	0,00	8,72
154,50	0,03	0,04	0,30	0,11	3,00	0,24	1,50	0,00	19,21
154,00	0,09	0,08	0,60	0,21	26,00	0,43	3,40	0,00	56,31
0,00	0,02	0,06	0,62	0,06	4,00	0,42	2,00	0,20	11,75
0,00	0,00	0,03	0,13	0,03	1,30	0,26	1,30	0,13	2,34
17,40	0,01	0,02	0,42	0,04	0,60	0,08	0,42	0,00	1,11
7,20	0,18	0,10	0,84	0,14	1,20	0,24	0,90	0,90	0,09
45,60	0,09	0,28	0,09	0,10	28,80	1,44	21,72	1,80	0,24
0,00	0,00	0,00	0,00	0,00	0,00	0,00	0,00	0,00	0,00
0,20	0,01	0,01	0,05	0,00	0,60	0,02	0,40	0,00	0,00
156,00	0,34	0,50	15,81	0,62	9,00	3,48	16,80	7,80	2,32
10,00	0,06	0,06	0,57	0,06	7,50	0,35	1,25	0,00	15,52
0,40	0,00	0,01	0,02	0,00	0,10	0,01	0,20	0,00	0,04
0,00	0,00	0,00	0,02	0,00	0,00	0,00	0,00	0,00	0,00
0,00	0,00	0,00	0,01	0,00	0,00	0,00	0,00	0,00	0,00
7,50	0,01	0,04	0,02	0,01	1,00	0,08	0,83	0,10	0,25
22,80	0,03	0,09	0,09	0,03	3,00	0,21	1,92	0,24	5,09
17,00	0,04	0,11	0,18	0,05	7,00	0,38	4,20	0,30	12,03
0,20	0,00	0,00	0,00	0,00	0,00	0,00	0,02	0,00	0,01
3,90	0,16	0,07	1,01	0,10	0,00	0,14	0,60	0,60	0,00
4,20	0,16	0,07	1,09	0,10	0,00	0,15	0,60	0,60	0,00
4,20	0,22	0,06	0,85	0,14	0,00	0,15	0,60	0,30	0,00
12,96	0,02	0,04	0,08	0,03	5,28	0,30	4,08	0,14	0,36
0,00	0,01	0,00	0,05	0,00	0,00	0,00	0,00	0,00	0,00
66,00	0,15	0,47	0,24	0,17	32,00	1,81	27,00	0,80	0,69

Salzkartoffeln

Produktbezeichnung	Portion in g	kcal pro p. P.	Vit A in mg p. P.	ß-Car. in mg p. P.	Vit D in µg p. P.	Vit E in mg p. P.
Salzkartoffeln	250	170,0	0,00	0,01	0,00	0,14
Salzstangen	30	104,1	0,00	0,00	0,00	0,12
Sambal Oelek	20	28,2	0,11	0,65	0,00	0,64
Sanddornbeere	125	117,5	0,31	1,88	0,00	0,63
Sanddornbeere gegart	125	122,5	0,33	1,96	0,00	0,69
Sanddornkonfitüre	25	72,5	0,01	0,07	0,00	0,02
Sanddornsaft	200	174,0	0,50	3,02	0,00	1,04
Sandkuchen	70	308,0	0,16	0,07	0,70	0,73
Sardelle gesalzen	75	71,3	0,02	0,00	15,00	0,38
Sardelle Konserve, Abtropfgew.	65	65,7	0,00	0,00	6,50	0,16
Sardellenpaste	15	29,3	0,00	0,00	2,25	0,95
Sardine gegart	180	138,6	0,02	0,00	9,00	0,52
Sardine geräuchert	75	94,5	0,01	0,00	6,75	0,38
Sardine Konserve in Öl	60	99,6	0,00	0,00	2,40	4,47
Sardinenfilet gegart	150	207,0	0,02	0,00	15,00	0,80
Sauerampfer	150	33,0	1,25	7,50	0,00	2,85
Sauerampfer getrocknet	1	2,4	0,05	0,28	0,00	0,19
Sauerbraten m. Soße und Gemüse	350	399,0	0,51	2,05	0,42	3,89
Sauerkraut gegart	150	25,5	0,00	0,03	0,00	0,25
Sauerkraut Konserve, Abtropfgew.	150	24,0	0,00	0,02	0,00	0,23
Sauermolke	200	46,0	0,00	0,00	0,00	0,00
Saure Sahne 10 % Fett	25	29,3	0,03	0,02	0,05	0,08
Schaffleisch mf. gegart	150	405,0	0,00	0,00	0,00	0,38
Schafsmilch	150	144,0	0,11	0,02	0,24	0,30
Schalerbse	150	123,0	0,11	0,64	0,00	0,39
Schalotte	30	6,6	0,00	0,00	0,00	0,09
Schaschlik mit Pommes u. Ketchup	270	361,8	0,12	0,06	0,00	1,12
Schellfisch gegart	180	88,2	0,01	0,00	1,80	0,40
Schellfisch gekocht	200	180,0	0,03	0,00	1,96	0,93
Schellfischfilet gegart	150	136,5	0,02	0,00	1,50	0,63
Schichtkäse 40 % F. i. Tr.	30	43,8	0,04	0,02	0,06	0,09
Schillerlocke geräuchert	75	121,5	0,13	0,00	0,00	0,49

Vit K in µg p. P.	Vit B₁ in mg p. P.	Vit B₂ in mg p. P.	Vit B₃ in mg p. P.	Vit B₆ in mg p. P.	Folsäure in µg p. P.	Vit B₅ in mg p. P.	Biotin in µg p. P.	Vit B₁₂ in µg p. P.	Vit C in mg p. P.
60,00	0,21	0,10	2,15	0,54	7,50	0,71	0,00	0,00	30,01
1,50	0,00	0,01	0,21	0,00	0,00	0,00	0,00	0,00	0,00
2,40	0,03	0,03	0,59	0,05	3,80	0,12	0,80	0,00	6,05
12,50	0,04	0,26	0,38	0,14	8,75	0,19	3,75	0,00	562,50
13,75	0,03	0,22	0,31	0,11	3,75	0,16	2,50	0,00	339,79
0,50	0,00	0,01	0,01	0,00	0,00	0,00	0,00	0,00	4,14
22,00	0,05	0,35	0,50	0,18	8,00	0,25	6,00	0,00	561,04
21,00	0,02	0,07	0,11	0,03	3,50	0,26	4,20	0,70	0,02
0,00	0,04	0,21	15,31	0,11	3,00	0,61	5,25	0,75	0,38
0,00	0,02	0,10	7,63	0,05	1,30	0,30	2,60	0,26	0,19
0,30	0,01	0,03	2,29	0,02	0,30	0,09	0,75	0,15	0,06
0,00	0,02	0,21	7,91	0,78	3,60	0,61	7,20	0,00	0,28
0,00	0,01	0,15	5,68	0,56	1,50	0,44	5,25	0,00	0,20
0,60	0,01	0,08	3,20	0,32	1,20	0,25	3,00	0,00	0,13
0,00	0,03	0,31	12,10	1,20	3,00	0,93	12,00	0,00	0,43
900,00	0,10	0,24	0,75	0,30	31,50	0,38	0,90	0,00	70,50
66,49	0,01	0,01	0,05	0,02	1,20	0,02	0,11	0,00	2,08
133,00	0,11	0,32	4,04	0,26	10,50	0,96	7,00	3,50	8,51
133,50	0,02	0,05	0,17	0,23	6,00	0,27	0,00	0,00	15,02
121,50	0,01	0,04	0,13	0,15	1,50	0,17	0,00	0,00	7,67
0,00	0,08	0,28	0,40	0,10	2,00	0,80	7,00	0,40	2,00
2,50	0,01	0,05	0,03	0,01	1,25	0,11	1,00	0,13	0,25
0,00	0,09	0,30	6,06	0,12	6,00	0,60	0,00	3,00	0,00
10,50	0,12	0,54	0,72	0,12	7,50	0,66	13,50	0,90	6,75
45,00	0,45	0,24	3,57	0,24	34,50	1,08	7,95	0,00	37,50
93,00	0,01	0,02	0,18	0,06	4,20	0,03	0,27	0,00	3,90
83,70	0,70	1,41	8,81	0,65	21,60	2,82	22,68	31,32	27,02
0,00	0,06	0,08	2,45	0,24	5,40	0,17	1,80	0,72	1,36
8,00	0,13	0,17	5,14	0,50	12,00	0,37	4,00	2,00	3,41
0,00	0,09	0,13	3,91	0,38	7,50	0,28	3,00	1,50	2,16
3,00	0,01	0,08	0,03	0,02	4,80	0,18	1,80	0,24	0,00
0,00	0,03	0,08	3,04	0,12	1,50	0,40	0,75	1,50	0,50

Produktbezeichnung	Portion in g	kcal pro p. P.	Vit A in mg p. P.	ß-Car. in mg p. P.	Vit D in µg p. P.	Vit E in mg p. P.
Schinken gekocht geräuchert	30	36,3	0,00	0,00	0,00	0,06
Schinkenmettwurst	30	106,8	0,00	0,00	0,00	0,11
Schinkenspeck	30	45,6	0,00	0,00	0,00	0,08
Schinkenspeck ungeräuchert	30	45,6	0,00	0,00	0,00	0,13
Schlehe	125	86,3	0,03	0,19	0,00	0,63
Schleie gegart	180	61,2	0,00	0,00	0,00	0,07
Schleie gekocht	200	162,0	0,11	0,55	0,00	0,26
Schleie paniert	200	332,0	0,12	0,05	0,58	0,85
Schleienfilet gebraten	150	133,5	0,00	0,00	0,00	0,17
Schmand 20 % Fett	25	51,3	0,06	0,03	0,10	0,15
Schmelzkäse 10 % F. i. Tr.	30	38,4	0,01	0,01	0,03	0,03
Schmelzkäse 45 % F. i. Tr.	30	86,4	0,08	0,04	0,14	0,20
Schmierwurst/fette Mettwurst	30	114,6	0,00	0,02	0,00	0,11
Schnecken gegart	50	32,0	0,00	0,00	0,00	0,00
Schnittkäse 30 % F. i. Tr.	30	76,8	0,06	0,03	0,00	0,12
Schnittkäse 50 % F. i. Tr.	30	106,8	0,11	0,05	0,30	0,27
Schnittlauch getrocknet	1	1,9	0,00	0,02	0,00	0,10
Schnittsalat	50	10,0	0,10	0,57	0,00	0,30
Schokolade	20	107,2	0,01	0,01	0,00	0,05
Schokolade Marzipan	20	100,4	0,00	0,01	0,00	2,56
Schokolade mit Alkohol	20	69,2	0,00	0,00	0,00	0,02
Schokolade Nougat	20	103,0	0,01	0,00	0,01	0,15
Schokolade Traubennuss	20	87,2	0,00	0,00	0,00	0,62
Schokolade weiß	20	108,4	0,01	0,01	0,02	0,07
Schokoladeneis	100	191,0	0,14	0,04	0,79	0,65
Schokoladenkuchen	70	251,3	0,10	0,08	0,70	2,80
Schokoladen-Nuss-Torte Rührteig	100	412,0	0,16	0,11	1,00	5,18
Schokoladenpudding	250	392,5	0,18	0,07	0,63	0,73
Scholle gegart	180	99,0	0,00	0,00	3,60	0,80
Scholle geräuchert	75	71,3	0,00	0,00	2,25	0,60
Scholle paniert	200	352,0	0,15	0,38	5,60	9,99
Schollenfilet gegart	150	157,5	0,01	0,00	6,00	1,29

Vit K in µg p. P.	Vit B₁ in mg p. P.	Vit B₂ in mg p. P.	Vit B₃ in mg p. P.	Vit B₆ in mg p. P.	Folsäure in µg p. P.	Vit B₅ in mg p. P.	Biotin in µg p. P.	Vit B₁₂ in µg p. P.	Vit C in mg p. P.
4,50	0,11	0,06	0,48	0,07	0,00	0,12	0,60	0,30	0,00
3,90	0,20	0,06	0,77	0,12	0,00	0,13	0,60	0,30	0,00
5,40	0,26	0,07	0,93	0,15	0,30	0,18	0,90	0,60	0,00
5,10	0,26	0,07	1,47	0,15	0,30	0,20	1,47	0,57	0,00
12,50	0,06	0,05	0,38	0,06	8,75	0,13	2,50	0,00	10,00
0,00	0,04	0,10	2,17	0,16	7,20	0,36	1,80	1,80	0,46
18,00	0,14	0,28	6,18	0,45	18,00	1,05	7,60	3,60	2,16
18,00	0,15	0,28	4,80	0,39	22,00	1,23	11,80	3,20	5,33
0,00	0,11	0,23	5,20	0,38	15,00	0,87	6,00	3,00	1,11
5,00	0,01	0,04	0,03	0,01	1,25	0,10	0,93	0,13	0,25
1,50	0,01	0,11	0,06	0,02	0,90	0,30	0,90	0,60	0,00
6,00	0,01	0,11	0,06	0,02	1,80	0,30	1,20	0,60	0,00
3,00	0,16	0,05	0,63	0,09	0,00	0,10	0,30	0,30	0,00
0,00	0,01	0,05	0,41	0,05	3,00	0,19	1,50	1,00	5,40
4,80	0,01	0,11	0,03	0,02	6,00	0,12	0,60	0,60	0,00
9,00	0,01	0,12	0,02	0,02	6,30	0,08	0,30	0,30	0,00
39,72	0,01	0,01	0,04	0,03	2,23	0,01	0,07	0,00	1,80
100,00	0,03	0,04	0,20	0,03	13,00	0,10	0,50	0,00	9,00
0,40	0,02	0,07	0,09	0,02	2,00	0,18	0,60	0,14	0,00
0,20	0,02	0,07	0,44	0,02	4,80	0,07	1,24	0,00	0,08
0,20	0,00	0,01	0,07	0,00	0,60	0,02	0,32	0,00	0,00
1,20	0,02	0,07	0,12	0,02	2,20	0,15	1,70	0,12	0,33
1,20	0,01	0,01	0,08	0,01	1,20	0,04	1,18	0,00	0,35
1,80	0,01	0,06	0,03	0,01	1,20	0,11	1,00	0,14	0,40
18,00	0,05	0,17	0,09	0,06	10,00	0,60	7,30	0,60	1,01
12,60	0,03	0,07	0,37	0,05	3,50	0,21	3,50	0,00	0,13
19,00	0,06	0,12	0,31	0,07	5,00	0,40	8,00	0,00	0,32
27,50	0,09	0,44	0,27	0,13	17,50	1,19	12,75	0,75	1,83
0,00	0,25	0,17	3,10	0,33	5,40	0,62	1,80	1,80	1,00
0,00	0,19	0,13	2,35	0,25	3,75	0,47	0,75	1,50	0,76
78,00	0,41	0,34	4,28	0,50	22,00	1,44	10,60	3,20	14,51
0,00	0,41	0,28	5,03	0,54	7,50	1,01	1,50	3,00	1,62

Schorle

Produktbezeichnung	Portion in g	kcal pro p. P.	Vit A in mg p. P.	ß-Car. in mg p. P.	Vit D in µg p. P.	Vit E in mg p. P.
Schorle Weinschorle	200	74,0	0,00	0,00	0,00	0,00
Schupfnudeln	200	254,0	0,09	0,01	0,94	0,81
Schwarz-Weiß-Gebäck	50	234,0	0,09	0,04	0,50	0,41
Schwarzwaldbecher mit Quark	350	462,0	0,07	0,34	0,11	0,32
Schwarzwälder Kirschtorte	120	296,4	0,24	0,20	1,20	0,86
Schwarzwurzel gegart	150	22,5	0,00	0,03	0,00	9,53
Schwarzwurzel gesäuert	50	4,5	0,00	0,00	0,00	1,50
Schwarzwurzel Konserve, Abtropfgew.	150	22,5	0,00	0,02	0,00	9,20
Schwedenmilch 3,5 % Fett	150	99,0	0,09	0,03	0,12	0,17
Schweinebacke gegart	150	478,5	0,01	0,00	0,00	0,79
Schweinebauch fe. gegart	150	607,5	0,01	0,00	0,00	0,92
Schweinebraten mf. gegart	125	271,3	0,01	0,00	0,00	0,61
Schweinefilet gegart	125	182,5	0,01	0,00	0,00	0,60
Schweinefleisch fe. gegart	150	384,0	0,01	0,00	0,00	0,80
Schweineherz gegart	125	135,0	0,01	0,00	1,25	0,79
Schweinekeule gegart i.D.	125	233,8	0,01	0,00	0,00	0,61
Schweinekotelett paniert	200	524,0	0,03	0,00	0,16	0,81
Schweineleber gegart	125	153,8	26,22	0,00	1,25	0,73
Schweinelende mf. gegart	150	313,5	0,01	0,00	0,00	0,78
Schweineniere gegart	125	143,8	0,24	0,00	0,00	0,56
Schweineragout mit Kräutern	350	311,5	0,67	4,01	0,00	7,79
Schweineroulade gegart	150	262,5	0,01	0,00	0,00	0,71
Schweineschmalz	15	132,3	0,00	0,00	0,00	0,24
Schweineschnitzel paniert	180	428,4	0,14	0,07	0,92	2,70
Schweineschulter/Bug fe. gegart	150	342,0	0,01	0,00	0,00	0,74
Schweineschwarte gekocht	30	49,2	0,00	0,00	0,00	0,00
Schweinesteak mf.	150	315,0	0,01	0,00	0,00	0,75
Schweinezunge gegart	125	246,3	0,01	0,00	1,25	0,66
Schwertfisch	150	174,0	0,05	0,00	3,00	1,50
Seehecht gegart	180	106,2	0,01	0,00	1,80	0,62
Seehechtfilet gegart	150	162,0	0,02	0,00	1,50	0,97
Seelachs gegart	180	108,0	0,01	0,00	1,80	0,42

Vit K in µg p. P.	Vit B₁ in mg p. P.	Vit B₂ in mg p. P.	Vit B₃ in mg p. P.	Vit B₆ in mg p. P.	Folsäure in µg p. P.	Vit B₅ in mg p. P.	Biotin in µg p. P.	Vit B₁₂ in µg p. P.	Vit C in mg p. P.
0,00	0,00	0,01	0,08	0,01	2,00	0,03	0,20	0,20	0,00
50,00	0,15	0,13	1,42	0,38	14,00	0,85	6,80	0,60	16,15
11,50	0,02	0,03	0,19	0,04	2,00	0,12	2,00	0,00	0,03
14,00	0,14	0,56	0,91	0,16	35,00	1,45	12,60	1,40	14,85
27,60	0,03	0,11	0,22	0,05	3,60	0,34	4,80	0,00	0,95
63,00	0,12	0,04	0,39	0,08	10,50	0,22	1,50	0,00	3,81
10,00	0,02	0,01	0,07	0,01	2,50	0,05	0,00	0,00	0,70
60,00	0,05	0,03	0,26	0,03	3,00	0,15	0,00	0,00	1,53
6,00	0,06	0,28	0,12	0,06	10,50	0,51	4,50	0,30	3,00
22,50	0,45	0,28	4,30	0,41	0,00	0,56	6,00	1,50	0,00
19,50	0,61	0,29	4,09	0,32	0,00	0,54	4,50	1,50	0,00
23,75	0,71	0,29	3,99	0,45	1,25	0,53	6,25	1,25	0,00
26,25	0,74	0,31	4,55	0,41	1,25	0,64	6,25	2,50	0,00
25,50	0,70	0,30	4,21	0,47	0,00	0,49	6,00	3,00	0,00
0,00	0,60	1,50	8,60	0,53	2,50	3,26	5,00	3,75	5,28
26,25	0,72	0,31	4,47	0,40	1,25	0,62	6,25	2,50	0,00
28,00	1,24	0,41	6,96	0,80	6,00	1,11	11,60	2,60	0,17
76,25	0,39	4,62	20,30	0,83	97,50	8,79	35,00	50,00	22,74
28,50	0,80	0,35	5,04	0,44	1,50	0,68	7,50	3,00	0,00
0,00	0,43	2,70	9,77	0,67	28,75	4,04	41,25	20,00	13,94
476,00	0,39	0,43	3,43	0,42	24,50	0,53	3,85	0,70	59,96
31,50	0,88	0,38	5,45	0,49	1,50	0,76	7,50	3,00	0,00
0,00	0,00	0,00	0,00	0,00	0,00	0,00	0,00	0,00	0,00
41,40	1,22	0,44	7,03	0,67	12,60	1,54	15,84	3,78	0,01
27,00	0,83	0,35	4,72	0,52	1,50	0,62	7,50	1,50	0,00
0,00	0,00	0,00	0,00	0,00	0,00	0,00	0,00	0,00	0,00
27,00	0,76	0,31	4,47	0,51	0,00	0,54	7,50	3,00	0,00
0,00	0,42	0,58	6,69	0,42	5,00	2,52	3,75	1,25	4,25
0,00	0,06	0,12	11,40	0,50	3,00	0,62	2,25	2,70	1,20
0,00	0,09	0,16	2,33	0,19	7,20	0,15	3,60	1,80	1,04
0,00	0,14	0,25	3,65	0,30	13,50	0,24	6,00	3,00	1,62
0,00	0,05	0,17	2,99	0,26	5,40	0,35	7,20	3,60	0,78

Seelachs

Produktbezeichnung	Portion in g	kcal pro p. P.	Vit A in mg p. P.	ß-Car. in mg p. P.	Vit D in µg p. P.	Vit E in mg p. P.
Seelachs Konserve in Öl	60	88,2	0,00	0,00	0,60	4,34
Seelachsfilet gegart	150	144,0	0,01	0,00	1,50	0,58
Seezunge gegart	180	120,6	0,00	0,00	0,00	1,04
Seezunge gegrillt	200	224,0	0,01	0,02	0,00	2,11
Seezunge geräuchert	75	66,0	0,00	0,00	0,00	0,60
Seezunge paniert	200	316,0	0,11	0,05	0,38	1,87
Sekt	100	79,0	0,00	0,00	0,00	0,00
Sellerieblätter	5	1,3	0,01	0,06	0,00	0,01
Sellerieknolle gegart	150	22,5	0,00	0,02	0,00	0,80
Sellerieknolle gesäuert	50	5,5	0,00	0,00	0,00	0,13
Sellerieknolle Konserve, Abtropfgew.	150	24,0	0,00	0,02	0,00	0,83
Selleriesalat sauer	50	8,0	0,00	0,00	0,00	0,17
Selleriesalz	0,5	0,0	0,00	0,00	0,00	0,00
Semmelbrösel	15	53,7	0,00	0,00	0,00	0,06
Senf mittelscharf	5	4,3	0,00	0,00	0,00	0,00
Senfkorn gelb	1	4,8	0,00	0,00	0,00	0,00
Senfpulver	1	3,5	0,00	0,00	0,00	0,00
Sesam	10	55,9	0,00	0,00	0,00	0,25
Sesamöl	12	105,6	0,00	0,00	0,00	0,42
Sheabutter	20	175,4	0,00	0,00	0,00	0,20
Sherry	50	58,5	0,00	0,00	0,00	0,00
Shiitakepilz getrocknet	25	59,3	0,00	0,00	2,75	0,14
Shiitakepilz Konserve, Abtropfgew.	100	38,0	0,00	0,00	2,00	0,11
Shrimps gegart net.	100	93,0	0,00	0,00	1,00	3,77
Shrimps Konserve, Abtropfgew.	65	58,5	0,00	0,00	0,00	1,28
Sirup	25	80,5	0,00	0,00	0,00	0,00
Softeis	75	96,8	0,02	0,01	0,00	0,03
Sojaaufschnitt	30	79,5	0,00	0,02	0,11	2,16
Sojabohne geröstet	25	89,8	0,01	0,08	0,00	0,34
Sojabohne getrocknet	50	208,0	0,05	0,30	0,00	0,40
Sojabohne Konserve, Abtropfgew.	150	196,5	0,08	0,49	0,00	0,48
Sojabrot	45	162,0	0,02	0,12	0,00	0,55

Vit K in µg p. P.	Vit B₁ in mg p. P.	Vit B₂ in mg p. P.	Vit B₃ in mg p. P.	Vit B₆ in mg p. P.	Folsäure in µg p. P.	Vit B₅ in mg p. P.	Biotin in µg p. P.	Vit B₁₂ in µg p. P.	Vit C in mg p. P.
0,60	0,02	0,06	1,06	0,09	2,40	0,12	2,40	1,20	0,32
0,00	0,06	0,23	4,12	0,36	9,00	0,48	10,50	4,50	1,08
0,00	0,06	0,10	3,03	0,25	7,20	0,30	5,40	1,80	0,00
6,00	0,11	0,16	4,80	0,40	10,00	0,49	7,60	1,80	2,14
0,00	0,04	0,06	1,76	0,15	3,75	0,18	3,00	0,75	0,00
14,00	0,11	0,18	4,14	0,37	12,00	0,65	10,00	1,80	0,02
0,00	0,00	0,01	0,07	0,02	1,00	0,03	0,50	0,10	0,00
15,00	0,00	0,00	0,02	0,01	0,20	0,01	0,01	0,00	0,35
148,50	0,04	0,07	0,93	0,21	3,00	0,53	0,00	0,00	7,33
25,00	0,01	0,02	0,19	0,04	1,00	0,11	0,00	0,00	1,44
154,50	0,02	0,06	0,67	0,10	0,00	0,38	0,00	0,00	3,17
32,50	0,01	0,02	0,23	0,03	1,00	0,14	0,00	0,00	1,33
0,00	0,00	0,00	0,00	0,00	0,00	0,00	0,00	0,00	0,00
0,00	0,03	0,01	0,12	0,02	2,70	0,09	0,93	0,00	0,00
0,00	0,00	0,01	0,25	0,00	0,00	0,03	0,25	0,00	0,15
0,00	0,01	0,00	0,08	0,00	0,00	0,01	0,10	0,00	0,00
0,00	0,00	0,00	0,02	0,00	0,35	0,01	0,10	0,00	0,03
0,20	0,09	0,02	0,49	0,05	5,90	0,14	1,10	0,00	0,00
1,20	0,00	0,01	0,01	0,00	0,00	0,00	0,00	0,00	0,00
0,00	0,00	0,00	0,00	0,00	0,00	0,00	0,00	0,00	0,00
0,00	0,00	0,01	0,05	0,00	0,50	0,02	0,30	0,05	0,00
21,00	0,04	0,17	2,39	0,06	14,75	2,82	19,75	0,00	1,13
17,00	0,02	0,12	1,19	0,02	2,00	1,31	8,00	0,00	0,45
0,00	0,04	0,03	2,30	0,10	4,00	0,27	0,00	1,00	1,19
0,00	0,02	0,01	1,20	0,05	2,60	0,14	0,00	0,26	0,72
0,00	0,02	0,02	0,00	0,00	0,00	0,00	0,00	0,00	0,00
1,50	0,02	0,09	0,04	0,02	1,50	0,17	1,50	0,00	0,62
42,60	0,02	0,07	0,41	0,03	5,40	0,19	2,97	0,00	0,73
21,75	0,19	0,04	0,44	0,15	14,75	0,28	7,50	0,00	0,00
88,00	0,49	0,17	1,88	0,24	30,00	0,35	6,00	0,00	17,13
96,00	0,27	0,13	1,17	0,10	6,00	0,23	3,00	0,00	11,57
39,15	0,27	0,07	0,68	0,23	21,15	0,42	10,80	0,00	0,00

Produktbezeichnung	Portion in g	kcal pro p. P.	Vit A in mg p. P.	ß-Car. in mg p. P.	Vit D in µg p. P.	Vit E in mg p. P.
Sojadrink ungesüßt	150	228,0	0,04	0,23	0,00	1,08
Sojafleisch	30	91,5	0,01	0,04	0,00	0,07
Sojalecithin	10	88,4	0,00	0,00	0,00	0,00
Sojamehl vollfett	10	34,2	0,00	0,01	0,00	0,15
Sojamilch flüssig	150	228,0	0,04	0,23	0,00	1,08
Sojanudeln roh	60	195,0	0,00	0,01	0,00	0,93
Sojaöl	12	104,5	0,07	0,42	0,00	2,04
Sojapaste	20	11,6	0,00	0,00	0,00	0,00
Sojaschrot	40	98,0	0,00	0,01	0,00	0,60
Sojasoße	20	14,0	0,00	0,00	0,00	0,00
Sojasprossen	100	52,0	0,00	0,03	0,00	0,09
Sonnenblumenkern	20	114,8	0,00	0,00	0,00	7,55
Sonnenblumenöl	12	105,8	0,00	0,00	0,00	7,50
Spaghetti Bolognese	250	337,5	0,16	0,35	0,10	1,20
Spargel gegart	150	24,0	0,13	0,78	0,00	3,39
Spargel Konserve, Abtropfgew.	150	22,5	0,10	0,61	0,00	3,10
Spargel mit Sauce Hollandaise	250	342,5	0,45	0,96	0,75	5,30
Spätzle	50	176,0	0,03	0,00	0,02	0,11
Speck durchwachsen geräuchert	30	43,5	0,00	0,00	0,00	0,07
Speiseeis	75	63,8	0,02	0,01	0,09	0,04
Spekulatius	50	244,5	0,09	0,05	0,50	1,59
Spiegelei mit Schinkenspeck	160	259,2	0,22	0,01	2,14	1,75
Spinat gegart	150	28,5	1,31	7,84	0,00	2,54
Spinat Konserve, Abtropfgew.	150	24,0	0,97	5,81	0,00	2,09
Spitzkohl	150	34,5	0,04	0,23	0,00	0,23
Sprotte geräuchert	75	168,8	0,05	0,00	16,50	1,12
Sprotte Konserve, Abtropfgew.	65	137,8	0,02	0,00	6,50	0,48
Stachelbeere gegart	125	57,5	0,05	0,28	0,00	0,86
Stachelbeere Konserve, Abtropfgew.	125	98,8	0,04	0,22	0,00	0,70
Stachelbeerkonfitüre	25	68,0	0,00	0,01	0,00	0,03
Starkbier	330	198,0	0,00	0,00	0,00	0,00
Stärke	10	35,1	0,00	0,00	0,00	0,00

Vit K in µg p. P.	Vit B_1 in mg p. P.	Vit B_2 in mg p. P.	Vit B_3 in mg p. P.	Vit B_6 in mg p. P.	Folsäure in µg p. P.	Vit B_5 in mg p. P.	Biotin in µg p. P.	Vit B_{12} in µg p. P.	Vit C in mg p. P.
61,50	0,69	0,13	1,23	0,50	42,00	0,99	30,00	0,00	0,00
22,20	0,13	0,09	0,42	0,09	46,80	0,14	4,74	0,00	0,36
0,00	0,00	0,00	0,00	0,00	0,00	0,00	0,00	0,00	0,00
20,00	0,15	0,03	0,22	0,08	11,80	0,18	6,00	0,00	0,00
61,50	0,69	0,13	1,23	0,50	42,00	0,99	30,00	0,00	0,00
34,80	0,35	0,10	2,81	0,29	20,40	0,72	10,20	0,00	0,00
0,36	0,00	0,00	0,00	0,00	0,00	0,00	0,00	0,00	0,00
0,00	0,07	0,02	0,16	0,02	16,80	0,11	4,48	0,00	0,00
8,00	0,89	0,58	0,88	0,60	105,60	0,72	40,00	0,00	0,00
0,00	0,01	0,03	0,68	0,03	1,80	0,06	6,00	0,00	0,00
14,00	0,16	0,16	1,53	0,16	37,00	1,44	1,40	0,00	19,63
0,00	0,38	0,04	0,82	0,12	12,00	0,72	2,00	0,00	0,00
0,72	0,00	0,00	0,00	0,00	0,00	0,00	0,00	0,00	0,00
57,50	0,11	0,14	2,38	0,12	10,00	0,62	3,75	0,75	10,55
67,50	0,09	0,11	1,01	0,07	42,00	0,73	3,00	0,00	14,99
60,00	0,06	0,09	0,75	0,03	9,00	0,47	1,50	0,00	7,61
112,50	0,11	0,15	1,02	0,06	17,50	0,88	5,25	0,00	10,39
0,50	0,09	0,04	0,95	0,03	2,50	0,15	0,50	0,00	0,00
3,90	0,19	0,05	0,63	0,13	0,00	0,11	0,60	0,30	0,00
2,25	0,02	0,09	0,05	0,02	2,25	0,18	1,80	0,23	0,88
12,00	0,02	0,05	0,35	0,04	2,50	0,13	2,00	0,00	0,14
59,20	0,54	0,41	1,67	0,37	32,00	1,92	26,24	3,20	0,00
520,50	0,10	0,26	0,69	0,27	21,00	0,33	9,00	0,00	43,49
429,00	0,04	0,18	0,46	0,15	9,00	0,19	4,50	0,00	15,92
255,00	0,08	0,08	0,45	0,23	61,50	0,23	0,00	0,00	90,00
0,00	0,02	0,15	2,32	0,13	1,50	0,58	3,75	4,50	0,10
0,00	0,02	0,09	1,53	0,09	1,30	0,38	2,60	2,60	0,08
13,75	0,02	0,02	0,26	0,02	2,50	0,21	0,00	0,00	26,49
12,50	0,01	0,01	0,14	0,01	0,00	0,11	0,00	0,00	9,82
0,50	0,00	0,00	0,01	0,00	0,00	0,01	0,00	0,00	0,32
0,00	0,00	0,13	4,19	0,13	13,20	0,28	3,30	1,32	0,00
2,00	0,00	0,00	0,00	0,00	0,00	0,00	0,00	0,00	0,00

Steckrübeneintopf

Produktbezeichnung	Portion in g	kcal pro p. P.	Vit A in mg p. P.	ß-Car. in mg p. P.	Vit D in µg p. P.	Vit E in mg p. P.
Steckrübeneintopf mit Schweinebauch	450	261,0	0,04	0,20	0,00	0,56
Steinbutt gebraten	200	240,0	0,07	0,23	3,74	1,45
Steinbutt gegart	180	73,8	0,00	0,00	1,80	0,48
Steinbutt paniert	200	340,0	0,12	0,05	3,24	1,55
Steinpilz gedünstet	200	142,0	0,10	0,13	5,00	0,58
Steinpilz getrocknet	25	37,3	0,00	0,01	5,75	0,30
Steinpilz Konserve, Abtropfgew.	100	19,0	0,00	0,01	4,00	0,17
Stint gegart	180	82,8	0,01	0,00	1,80	0,08
Stint geräuchert	75	70,5	0,01	0,00	0,75	0,08
Streuselkuchen	100	376,0	0,11	0,07	0,00	0,51
Studentenfutter	25	120,8	0,00	0,01	0,00	2,09
Stutenmilch	200	96,0	0,03	0,06	0,10	0,20
Sultaninen	25	74,5	0,00	0,01	0,00	0,15
Sülzkotelett	30	35,7	0,05	0,07	0,00	0,04
Suppengrün gegart	50	10,5	0,23	1,20	0,00	0,23
Suppenhuhn gegart	150	334,5	0,03	0,00	0,00	0,31
Süßkirschkompott	250	215,0	0,03	0,18	0,00	0,29
Süßmolke	200	50,0	0,01	0,00	0,00	0,00
T						
Tabasco	0,1	0,1	0,00	0,01	0,00	0,00
Tafelspitz mit Meerrettichsoße	400	628,0	0,36	0,33	0,16	1,17
Tafelwasser mit Kohlensäure	200	0,0	0,00	0,00	0,00	0,00
Tagliatelle mit Pilzsoße	250	340,0	0,13	0,15	1,08	1,16
Tahini aus Sesam	20	116,6	0,00	0,00	0,00	0,80
Tapioka	50	174,5	0,00	0,00	0,00	0,00
Taube gegart	150	330,0	0,01	0,00	0,00	0,59
Tee grün	125	0,0	0,00	0,00	0,00	0,00
Tee schwarz	125	0,0	0,00	0,00	0,00	0,00
Tee schwarz mit Milch	125	2,5	0,00	0,00	0,01	0,00
Tee schwarz mit Milch und Zucker	125	12,5	0,02	0,01	0,05	0,04
Tee schwarz mit Sahne und Zucker	125	18,8	0,00	0,00	0,00	0,00

Vit K in µg p. P.	Vit B$_1$ in mg p. P.	Vit B$_2$ in mg p. P.	Vit B$_3$ in mg p. P.	Vit B$_6$ in mg p. P.	Folsäure in µg p. P.	Vit B$_5$ in mg p. P.	Biotin in µg p. P.	Vit B$_{12}$ in µg p. P.	Vit C in mg p. P.
90,00	0,34	0,23	3,85	0,74	36,00	0,81	1,80	0,45	61,05
32,00	0,05	0,26	4,76	0,46	8,00	0,75	5,60	3,60	7,12
0,00	0,02	0,09	1,88	0,18	3,60	0,29	1,80	1,80	0,00
18,00	0,09	0,24	3,58	0,38	14,00	0,98	10,40	3,20	4,27
80,00	0,06	0,55	7,25	0,07	28,00	4,00	23,20	0,00	6,10
28,25	0,05	0,49	7,83	0,05	20,00	4,06	26,25	0,00	1,88
17,00	0,02	0,27	2,89	0,01	2,00	1,39	8,00	0,00	0,55
0,00	0,07	0,08	0,96	0,12	10,80	0,42	23,40	1,80	1,70
0,00	0,06	0,07	0,85	0,11	9,00	0,38	20,25	2,25	1,51
16,00	0,03	0,05	0,43	0,08	3,00	0,14	2,00	0,00	0,19
4,25	0,06	0,04	1,64	0,07	7,25	0,28	4,93	0,00	0,16
4,00	0,06	0,06	0,28	0,06	6,00	0,60	14,00	0,60	30,00
10,00	0,03	0,01	0,13	0,03	1,00	0,03	0,50	0,00	0,25
3,90	0,16	0,05	0,46	0,14	0,00	0,11	0,30	0,30	0,01
86,00	0,02	0,02	0,20	0,06	1,50	0,10	0,50	0,00	3,07
0,00	0,06	0,18	5,94	0,32	6,00	0,82	3,00	0,30	0,00
22,50	0,05	0,07	0,45	0,08	5,00	0,32	0,00	0,00	18,14
0,00	0,08	0,28	0,40	0,08	2,00	0,80	7,00	0,40	2,00
0,00	0,00	0,00	0,00	0,00	0,00	0,00	0,00	0,00	0,02
68,00	0,16	0,53	6,00	0,30	8,00	0,92	8,80	6,40	27,81
0,00	0,00	0,00	0,00	0,00	0,00	0,00	0,00	0,00	0,00
22,50	0,10	0,19	2,39	0,05	10,00	1,04	5,25	0,25	2,47
0,40	0,26	0,10	1,19	0,16	10,80	0,01	4,00	0,00	0,00
0,00	0,00	0,05	0,00	0,00	0,00	0,00	0,00	0,00	0,00
0,00	0,12	0,33	5,43	0,62	6,00	0,72	3,00	0,45	0,00
0,00	0,00	0,01	0,13	0,00	1,25	0,00	0,13	0,00	0,00
0,00	0,00	0,01	0,13	0,00	1,25	0,00	0,13	0,00	0,00
0,00	0,00	0,02	0,13	0,00	1,25	0,02	0,25	0,00	0,07
1,25	0,00	0,02	0,13	0,00	1,25	0,01	0,25	0,00	0,04
0,00	0,00	0,01	0,12	0,00	1,25	0,00	0,13	0,00	0,00

Produktbezeichnung	Portion in g	kcal pro p. P.	Vit A in mg p. P.	ß-Car. in mg p. P.	Vit D in µg p. P.	Vit E in mg p. P.
Tee schwarz mit Zucker	125	10,0	0,00	0,00	0,00	0,00
Teewurst	30	110,1	0,00	0,02	0,00	0,10
Tempeh	20	30,4	0,00	0,01	0,00	0,20
Teufelssoße	45	69,3	0,03	0,10	0,00	3,96
Thunfisch gegart	150	379,5	0,51	0,00	9,00	1,87
Thunfisch geräuchert	75	174,8	0,24	0,00	4,50	0,89
Thunfisch Konserve, Abtropfgew.	60	133,2	0,09	0,00	1,80	4,96
Thunfisch paniert	150	409,5	0,43	0,03	6,50	1,76
Thunfisch vom Grill	200	522,0	0,65	0,20	11,16	4,63
Thunfischsteak gebraten	140	354,2	0,47	0,00	8,40	1,74
Thüringer Rotwurst	30	51,9	0,21	0,00	0,00	0,08
Thymian	5	2,4	0,00	0,02	0,00	0,00
Tilsiter 45 % F.i.Tr	30	106,2	0,09	0,05	0,15	0,23
Tintenfisch ganz frittiert	180	129,6	0,01	0,00	1,80	3,46
Tintenfisch paniert	280	313,6	0,05	0,00	2,30	6,00
Toastbrot Vollkorn	30	72,3	0,01	0,01	0,00	0,52
Toastbrot weiß	30	75,9	0,01	0,01	0,00	0,22
Toffees	5	22,5	0,00	0,00	0,00	0,00
Tofu fest	100	144,0	0,00	0,03	0,00	0,60
Tomate	60	9,6	0,05	0,29	0,00	0,46
Tomate gegart	150	30,0	0,14	0,85	0,00	1,51
Tomate Konserve, Abtropfgew.	150	22,5	0,10	0,59	0,00	1,24
Tomatenketchup	20	22,0	0,02	0,05	0,00	0,08
Tomatenmark	15	11,1	0,03	0,20	0,00	0,81
Tomatensaft	200	30,0	0,15	0,92	0,00	1,64
Tomatensalat mit Dressing	130	72,8	0,09	0,51	0,00	4,00
Tomatensoße italienisch	60	45,0	0,17	0,41	0,00	0,84
Topfenpalatschinken	250	487,5	0,25	0,10	0,93	1,12
Topinambur	200	62,0	0,00	0,02	0,00	0,40
Tortenboden Mürbeteig	120	610,8	0,32	0,24	1,20	6,73
Trappisten 45 % F. i. Tr.	30	101,4	0,10	0,05	0,16	0,24
Traubenkernöl	12	105,5	0,00	0,00	0,00	3,83

Vit K in µg p. P.	Vit B$_1$ in mg p. P.	Vit B$_2$ in mg p. P.	Vit B$_3$ in mg p. P.	Vit B$_6$ in mg p. P.	Folsäure in µg p. P.	Vit B$_5$ in mg p. P.	Biotin in µg p. P.	Vit B$_{12}$ in µg p. P.	Vit C in mg p. P.
0,00	0,00	0,01	0,12	0,00	1,25	0,00	0,13	0,00	0,00
3,00	0,15	0,05	0,71	0,09	0,00	0,11	0,30	0,30	0,00
24,00	0,05	0,13	0,26	0,06	8,20	0,06	10,60	0,16	0,00
29,70	0,12	0,02	0,30	0,05	1,80	0,07	1,35	0,00	10,04
0,00	0,21	0,19	10,29	0,73	10,50	0,80	1,50	6,00	1,04
0,00	0,10	0,09	4,92	0,35	4,50	0,38	0,75	3,00	0,50
0,60	0,06	0,06	2,98	0,21	3,00	0,23	0,60	1,20	0,35
13,50	0,18	0,19	7,11	0,53	13,50	0,87	5,70	4,35	3,81
36,00	0,27	0,26	12,73	0,91	14,00	0,99	2,00	7,40	7,48
0,00	0,19	0,18	9,60	0,68	9,80	0,75	1,40	5,60	0,97
7,20	0,18	0,10	0,84	0,14	1,20	0,24	0,90	0,90	0,09
0,00	0,00	0,00	0,04	0,00	0,00	0,00	0,00	0,00	0,00
8,10	0,02	0,11	0,06	0,02	6,00	0,15	0,60	0,60	0,00
0,00	0,05	0,28	2,49	0,34	9,00	0,56	14,40	7,20	4,81
11,20	0,11	0,47	4,07	0,57	22,40	1,13	25,48	10,08	11,50
8,10	0,05	0,06	0,89	0,07	6,00	0,22	2,70	0,00	0,04
2,70	0,03	0,04	0,22	0,02	2,10	0,10	0,90	0,00	0,04
0,00	0,00	0,00	0,00	0,00	0,00	0,00	0,00	0,00	0,00
50,00	0,02	0,02	0,60	0,16	23,00	0,28	7,00	0,00	0,00
5,40	0,03	0,02	0,30	0,06	11,40	0,18	2,28	0,00	13,99
16,50	0,08	0,05	0,69	0,13	15,00	0,40	4,50	0,00	22,84
13,50	0,05	0,03	0,39	0,09	3,00	0,23	3,00	0,00	9,39
2,00	0,20	0,02	0,42	0,01	0,20	0,06	1,56	0,00	0,40
3,00	0,03	0,02	0,53	0,07	4,80	0,15	0,92	0,00	5,70
18,00	0,06	0,05	0,80	0,10	16,00	0,44	6,00	0,00	19,84
71,50	0,06	0,04	0,58	0,13	23,40	0,35	4,81	0,00	26,47
23,40	0,04	0,04	0,77	0,09	6,00	0,18	1,20	0,00	6,78
40,00	0,09	0,41	0,29	0,13	22,50	1,27	16,00	1,25	1,23
46,00	0,40	0,12	2,60	0,18	62,00	0,12	3,40	0,00	8,00
40,80	0,05	0,06	0,43	0,11	4,80	0,40	4,80	0,00	0,02
8,10	0,01	0,11	0,03	0,02	6,00	0,15	0,60	0,60	0,00
33,60	0,00	0,00	0,00	0,00	0,00	0,00	0,00	0,00	0,00

Traubennektar

Produktbezeichnung	Portion in g	kcal pro p. P.	Vit A in mg p. P.	ß-Car. in mg p. P.	Vit D in µg p. P.	Vit E in mg p. P.
Traubennektar rot, weiß	200	150,0	0,00	0,03	0,00	0,67
Traubentorte Sandteig	120	186,0	0,10	0,06	1,20	1,27
Traubenzucker	5	20,3	0,00	0,00	0,00	0,00
Trockenhefe	1	2,9	0,00	0,00	0,00	0,00
Trüffel	100	48,0	0,00	0,01	2,00	0,10
Trüffel Konserve, Abtropfgew.	100	46,0	0,00	0,01	2,00	0,11
Tsatsiki	150	72,0	0,05	0,18	0,03	0,41
V						
Vanilleeis	100	178,0	0,14	0,04	0,83	0,66
Vanillepudding	250	315,0	0,08	0,03	0,23	0,27
Vanilleschote	1	2,7	0,00	0,00	0,00	0,00
Vanillesoße	60	57,6	0,03	0,01	0,16	0,17
Vanillinzucker	5	20,3	0,00	0,00	0,00	0,00
Vegetarische Bratlinge Trockenprod.	30	89,4	0,05	0,23	0,00	0,32
Venusmuschel	100	77,0	0,03	0,00	5,00	0,50
Venusmuschel Konserve, Abtropfgew.	65	49,4	0,01	0,00	1,95	0,16
Vogelbeere	125	123,8	0,51	3,06	0,00	0,63
Vollkornbrot	50	94,0	0,00	0,00	0,00	0,50
Vollkornbrötchen	60	133,2	0,00	0,00	0,00	0,77
Vollkornkeks	50	235,5	0,00	0,02	0,00	7,76
Vollkornnudeln	60	193,8	0,00	0,00	0,00	0,15
Vollkornpizza m. Tom., Zwieb. u. Oliven	250	392,5	0,14	0,64	0,00	4,66
Vorzugsmilch	200	134,0	0,09	0,04	0,18	0,26
W						
Wacholder	5	2,1	0,03	0,20	0,00	0,05
Wachsbohne gegart	150	48,0	0,01	0,08	0,00	0,75
Wachsbohne gesäuert	50	8,0	0,00	0,01	0,00	0,11
Wachsbohne Konserve, Abtropfgew.	150	39,0	0,01	0,07	0,00	0,69
Wachtel	150	262,5	0,11	0,00	0,00	1,05
Waffeln gebacken	150	631,5	0,43	0,20	1,10	1,58

Vit K in µg p. P.	Vit B$_1$ in mg p. P.	Vit B$_2$ in mg p. P.	Vit B$_3$ in mg p. P.	Vit B$_6$ in mg p. P.	Folsäure in µg p. P.	Vit B$_5$ in mg p. P.	Biotin in µg p. P.	Vit B$_{12}$ in µg p. P.	Vit C in mg p. P.
10,00	0,03	0,02	0,18	0,06	2,00	0,05	0,00	0,00	2,19
21,60	0,05	0,08	0,24	0,07	4,80	0,27	6,00	0,00	2,11
0,00	0,00	0,00	0,00	0,00	0,00	0,00	0,00	0,00	0,00
0,00	0,02	0,05	0,36	0,02	9,04	0,11	2,00	0,00	0,00
15,00	0,10	0,40	5,00	0,05	21,00	2,50	15,00	0,00	5,00
17,00	0,05	0,29	3,02	0,02	2,00	1,32	8,00	0,00	1,13
10,50	0,04	0,16	0,17	0,06	10,50	0,42	3,45	0,30	4,28
19,00	0,05	0,16	0,07	0,06	9,00	0,59	7,50	0,60	1,05
12,50	0,06	0,33	0,17	0,09	7,50	0,76	7,75	0,25	1,72
0,00	0,00	0,00	0,01	0,00	0,00	0,00	0,00	0,00	0,00
5,40	0,02	0,08	0,04	0,02	3,00	0,21	2,52	0,06	0,36
0,00	0,00	0,00	0,00	0,00	0,00	0,00	0,00	0,00	0,00
31,20	0,13	0,06	0,95	0,13	18,90	0,28	3,06	0,00	1,83
0,00	0,10	0,19	1,40	0,07	7,00	0,40	1,00	2,00	0,60
0,00	0,04	0,07	0,53	0,03	3,25	0,15	0,65	0,65	0,23
12,50	0,04	0,08	0,25	0,06	7,50	0,13	10,63	0,00	122,50
15,50	0,05	0,05	0,66	0,08	7,50	0,27	2,50	0,00	0,00
12,60	0,17	0,07	2,07	0,15	6,60	0,39	3,60	0,00	0,00
18,00	0,32	0,41	3,52	0,13	6,50	0,30	2,50	0,00	0,23
0,00	0,40	0,07	1,86	0,12	14,40	0,48	0,60	0,00	0,00
125,00	0,30	0,18	3,04	0,37	37,50	1,09	10,25	0,00	23,33
8,00	0,08	0,36	0,18	0,09	10,00	0,70	7,00	1,00	3,40
15,00	0,00	0,01	0,06	0,00	0,70	0,01	0,08	0,00	2,25
42,00	0,08	0,13	0,70	0,11	7,50	0,35	4,50	0,00	19,23
6,00	0,02	0,03	0,13	0,02	2,00	0,07	1,00	0,00	3,67
37,50	0,04	0,10	0,45	0,05	1,50	0,23	3,00	0,00	8,11
0,00	0,21	0,27	14,93	1,01	10,50	0,99	3,00	0,75	0,00
54,00	0,05	0,16	0,20	0,07	9,00	0,57	8,10	0,30	0,43

Waldorfsalat

Produktbezeichnung	Portion in g	kcal pro p. P.	Vit A in mg p. P.	ß-Car. in mg p. P.	Vit D in µg p. P.	Vit E in mg p. P.
Waldorfsalat mit Mayonnaise	100	101,0	0,03	0,08	0,08	1,34
Walnuss	20	130,8	0,00	0,01	0,00	1,21
Walnussöl	12	105,5	0,00	0,00	0,00	0,39
Wasserkastanie	60	38,4	0,00	0,00	0,00	0,12
Wassermelone	125	47,5	0,04	0,25	0,00	0,13
Weichkäse 30 % F. i. Tr.	30	62,7	0,05	0,02	0,00	0,09
Weinbrand	20	47,4	0,00	0,00	0,00	0,00
Weincreme	200	292,0	0,23	0,18	0,88	0,96
Weinkäse 45 % F.i.Tr	30	86,7	0,08	0,04	0,14	0,21
Weinkraut geschmort	250	125,0	0,03	0,14	0,00	3,21
Weintraube	125	88,8	0,01	0,03	0,00	0,83
Weißbrot	30	70,5	0,00	0,00	0,00	0,10
Weißkohl gegart	150	30,0	0,02	0,10	0,00	2,64
Weißkohlgemüse	200	162,0	0,12	0,21	0,48	5,31
Weißwein halbtrocken	130	96,2	0,00	0,00	0,00	0,00
Weißwein lieblich	130	127,4	0,00	0,00	0,00	0,00
Weißwein trocken	130	93,6	0,00	0,00	0,00	0,00
Weißwurst Münchner	125	337,5	0,02	0,07	0,00	0,35
Weizen Vollkorn gegart	180	181,8	0,00	0,01	0,00	0,92
Weizenbier	330	141,9	0,00	0,00	0,00	0,00
Weizenbier hell	330	125,4	0,00	0,00	0,00	0,00
Weizenflocken	40	125,2	0,00	0,01	0,00	0,54
Weizenkeim	10	31,4	0,00	0,01	0,00	2,47
Weizenkeimöl	12	105,5	0,00	0,00	0,00	20,94
Weizenkleie	5	8,6	0,00	0,00	0,00	0,13
Weizenmehl Typ 405	10	33,7	0,00	0,00	0,00	0,03
Weizenmischbrot	45	98,6	0,00	0,00	0,00	0,26
Weizentoastbrot	30	75,9	0,01	0,01	0,00	0,22
Weizenvollkornbrot	50	106,0	0,00	0,00	0,00	0,61
Wels gegart	180	192,6	0,01	0,00	0,00	0,54
Welsfilet gegart	150	241,5	0,02	0,00	1,50	0,85
Wermutwein lieblich	50	78,0	0,00	0,00	0,00	0,00

Vit K in µg p. P.	Vit B₁ in mg p. P.	Vit B₂ in mg p. P.	Vit B₃ in mg p. P.	Vit B₆ in mg p. P.	Folsäure in µg p. P.	Vit B₅ in mg p. P.	Biotin in µg p. P.	Vit B₁₂ in µg p. P.	Vit C in mg p. P.
47,00	0,04	0,07	0,58	0,11	6,00	0,36	2,20	0,10	9,02
0,40	0,07	0,02	0,20	0,17	10,80	0,16	3,80	0,00	0,52
1,80	0,00	0,00	0,00	0,00	0,00	0,00	0,00	0,00	0,00
0,00	0,08	0,12	0,60	0,11	10,80	0,08	0,60	0,00	2,70
12,50	0,06	0,06	0,19	0,09	3,75	2,00	5,00	0,00	7,50
4,50	0,02	0,18	0,36	0,07	12,30	0,27	1,80	0,90	0,00
0,00	0,00	0,00	0,00	0,00	0,00	0,00	0,00	0,00	0,00
24,00	0,05	0,10	0,19	0,06	6,00	0,41	5,40	0,40	11,71
7,50	0,02	0,11	0,06	0,05	10,20	0,36	0,90	0,60	0,00
135,00	0,09	0,07	0,57	0,19	42,50	0,44	2,25	0,00	60,86
12,50	0,06	0,03	0,29	0,09	3,75	0,08	1,88	0,00	5,00
2,70	0,02	0,02	0,23	0,03	1,50	0,06	0,60	0,00	0,00
124,50	0,04	0,03	0,28	0,11	22,50	0,28	1,50	0,00	32,05
162,00	0,08	0,07	0,51	0,17	42,00	0,40	1,80	0,00	55,68
0,00	0,01	0,01	0,10	0,02	1,30	0,04	0,13	0,13	0,00
0,00	0,00	0,01	0,10	0,02	1,30	0,04	0,13	0,13	0,00
0,00	0,00	0,01	0,13	0,03	1,30	0,03	1,30	0,13	0,00
23,75	0,49	0,20	2,49	0,35	1,25	0,48	1,25	1,25	0,53
10,80	0,16	0,06	2,69	0,17	5,40	0,50	1,80	0,00	0,00
0,00	0,00	0,13	2,72	0,13	13,20	0,26	0,00	0,00	0,00
0,00	0,00	0,13	2,74	0,13	13,20	0,26	1,65	0,33	0,00
6,80	0,18	0,04	2,04	0,18	12,00	0,47	2,40	0,00	0,00
13,10	0,20	0,07	0,45	0,05	30,40	0,10	1,70	0,00	0,00
2,88	0,00	0,00	0,00	0,00	0,00	0,00	0,00	0,00	0,00
4,10	0,03	0,03	0,89	0,04	8,90	0,13	2,20	0,00	0,00
1,00	0,01	0,00	0,07	0,02	0,60	0,02	0,15	0,00	0,00
10,80	0,07	0,04	0,45	0,07	5,40	0,20	2,25	0,00	0,00
2,70	0,03	0,04	0,22	0,02	2,10	0,10	0,90	0,00	0,04
10,00	0,08	0,06	1,73	0,12	6,50	0,33	3,50	0,00	0,00
0,00	0,04	0,03	1,42	0,16	10,80	0,71	7,20	1,80	0,86
0,00	0,06	0,04	2,24	0,25	16,50	1,12	12,00	3,00	1,36
0,00	0,00	0,00	0,02	0,01	0,50	0,02	0,50	0,05	0,00

Produktbezeichnung	Portion in g	kcal pro p. P.	Vit A in mg p. P.	ß-Car. in mg p. P.	Vit D in µg p. P.	Vit E in mg p. P.	
Whisky	20	50,0	0,00	0,00	0,00	0,00	
Wiener Schnitzel	150	316,5	0,02	0,00	0,12	0,61	
Wiener Würstchen	70	212,8	0,00	0,01	0,00	0,21	
Wildente gegart	150	219,0	0,01	0,00	0,00	0,13	
Wildente mit Haut gegart	150	337,5	0,02	0,00	0,00	0,24	
Wildente Schenkel gegart	150	360,0	0,02	0,00	0,00	0,24	
Wildgulasch Hirsch Konserve	150	144,0	0,01	0,06	0,00	0,19	
Wildkaninchen gegart i. D.	150	217,5	0,00	0,00	0,00	0,89	
Wildpilzmischung Konserve	100	59,0	0,00	0,00	1,00	0,05	
Wildschwein gebraten	125	181,3	0,01	0,00	0,00	0,31	
Wildschweinkeule	125	136,3	0,01	0,00	0,00	0,26	
Wilstermarschkäse	30	95,7	0,09	0,05	0,15	0,23	
Windbeutel	100	463,0	0,39	0,15	4,00	5,36	
Wirsingeintopf mit Räucherspeck	450	274,5	0,03	0,09	0,00	4,13	
Wirsingkohl	150	39,0	0,01	0,06	0,00	3,75	
Wirsingkohl gegart	150	33,0	0,01	0,05	0,00	3,81	
Wodka	20	46,2	0,00	0,00	0,00	0,00	
Würstchen Konserve, Abtropfgew.	70	193,2	0,00	0,01	0,00	0,19	
Wurstsalat bayerisch	100	305,0	0,01	0,01	0,00	4,23	
Wurzelpetersilie	150	55,5	0,01	0,05	0,00	2,55	
Z							
Zander »Müllerin Art«	200	424,0	0,15	0,26	0,18	10,77	
Zander gegart	180	82,8	0,00	0,00	0,00	1,30	
Zanderfilet gegart	150	144,0	0,00	0,00	0,00	2,45	
Zanderfilet paniert	200	340,0	0,12	0,05	0,58	2,86	
Zartbitterschokolade	20	99,2	0,00	0,00	0,00	0,10	
Zichorienkaffee	125	3,8	0,00	0,00	0,00	0,00	
Ziegenfleisch gegart i. D.	150	286,5	0,05	0,00	0,00	1,76	
Ziegenmilch	150	103,5	0,08	0,05	0,38	0,15	
Zimt	1	2,7	0,00	0,00	0,00	0,00	
Zimtsterne	15	68,3	0,00	0,01	0,00	1,90	

Vit K in µg p. P.	Vit B$_1$ in mg p. P.	Vit B$_2$ in mg p. P.	Vit B$_3$ in mg p. P.	Vit B$_6$ in mg p. P.	Folsäure in µg p. P.	Vit B$_5$ in mg p. P.	Biotin in µg p. P.	Vit B$_{12}$ in µg p. P.	Vit C in mg p. P.
0,00	0,00	0,00	0,00	0,00	0,00	0,00	0,00	0,00	0,00
16,50	0,13	0,36	9,43	0,45	9,00	1,33	3,60	0,90	1,32
6,30	0,33	0,11	1,58	0,20	0,00	0,24	0,70	0,70	16,02
0,00	0,30	0,23	2,48	0,40	4,50	0,53	1,50	0,60	0,00
0,00	0,55	0,43	4,58	0,73	9,00	0,97	3,00	1,50	0,00
0,00	0,56	0,43	4,60	0,74	9,00	0,97	3,00	1,50	0,00
19,50	0,17	0,28	0,36	0,24	3,00	0,72	0,00	1,50	0,52
0,00	0,03	0,09	8,88	0,36	6,00	0,71	1,50	13,50	0,00
10,00	0,03	0,07	0,50	0,02	2,00	0,02	3,00	0,00	0,40
0,00	0,11	0,30	6,11	0,44	6,25	1,03	1,25	7,50	0,00
0,00	0,13	0,25	6,38	0,50	5,00	0,88	1,25	6,25	0,00
7,50	0,01	0,11	0,03	0,02	6,00	0,15	0,60	0,60	0,00
62,00	0,09	0,27	0,40	0,15	18,00	1,23	23,00	2,00	0,01
229,50	0,43	0,30	2,81	0,80	85,50	1,12	2,25	0,45	83,26
150,00	0,09	0,10	0,45	0,30	99,00	0,32	0,15	0,00	74,10
151,50	0,05	0,06	0,27	0,20	36,00	0,22	0,00	0,00	33,84
0,00	0,00	0,00	0,00	0,00	0,00	0,00	0,00	0,00	0,00
7,00	0,39	0,11	1,47	0,24	0,00	0,26	1,40	0,70	15,52
33,00	0,31	0,14	2,15	0,20	2,00	0,29	1,10	1,60	18,65
75,00	0,15	0,13	3,00	0,35	28,50	0,20	0,75	0,00	61,50
42,00	0,23	0,34	3,12	0,33	10,00	0,27	3,20	3,00	7,88
0,00	0,12	0,17	1,59	0,17	3,60	0,12	1,80	1,80	0,59
0,00	0,22	0,32	2,99	0,31	7,50	0,22	3,00	3,00	1,11
18,00	0,25	0,36	2,86	0,33	16,00	0,65	9,20	3,20	5,32
0,80	0,01	0,03	0,19	0,01	2,40	0,08	1,44	0,00	0,00
0,00	0,00	0,00	0,27	0,00	0,00	0,00	0,00	0,00	0,00
0,00	0,13	0,33	5,37	0,26	6,00	0,44	1,50	4,50	0,00
6,00	0,07	0,23	0,45	0,05	1,50	0,47	6,00	0,15	2,25
0,00	0,00	0,00	0,01	0,00	0,00	0,00	0,00	0,00	0,00
0,00	0,01	0,04	0,29	0,01	1,65	0,03	0,90	0,00	0,10

Zitrone

Produktbezeichnung	Portion in g	kcal pro p. P.	Vit A in mg p. P.	ß-Car. in mg p. P.	Vit D in µg p. P.	Vit E in mg p. P.	
Zitrone	125	70,0	0,00	0,02	0,00	0,50	
Zitrone kandiert	25	65,5	0,00	0,00	0,00	0,04	
Zitroneneis	100	134,0	0,00	0,00	0,00	0,08	
Zitronenlimonade	200	58,0	0,00	0,00	0,00	0,02	
Zitronenmelisse	5	2,1	0,03	0,20	0,00	0,05	
Zitronensaft	200	200,0	0,00	0,02	0,00	0,71	
Zitronenschale	5	4,5	0,00	0,00	0,00	0,00	
Zucchini	150	28,5	0,09	0,53	0,00	0,75	
Zucchini gegart	150	28,5	0,09	0,53	0,00	0,83	
Zucker braun/Rohzucker	5	19,8	0,00	0,00	0,00	0,00	
Zucker weiß	5	20,3	0,00	0,00	0,00	0,00	
Zuckererbse	150	88,5	0,10	0,61	0,00	0,75	
Zuckererbsen in Butter geschwenkt	250	245,0	0,24	0,97	0,15	1,40	
Zuckerguss	15	50,7	0,00	0,00	0,00	0,00	
Zuckerkuchen Hefeteig	100	360,0	0,10	0,08	0,00	2,15	
Zwetschge	35	15,1	0,02	0,10	0,00	0,21	
Zwetschge gegart	125	57,5	0,07	0,39	0,00	0,84	
Zwetschge getrocknet	25	63,3	0,06	0,39	0,00	0,80	
Zwetschge Konserve, Abtropfgew.	125	98,8	0,05	0,30	0,00	0,69	
Zwetschgenkonfitüre	25	68,0	0,00	0,01	0,00	0,03	
Zwetschgenkuchen	150	252,0	0,09	0,26	0,00	0,84	
Zwetschgensaft	200	92,0	0,10	0,58	0,00	1,24	
Zwieback	10	36,5	0,00	0,00	0,00	0,02	
Zwiebel	30	8,4	0,00	0,00	0,00	0,02	
Zwiebel gegart	30	7,2	0,00	0,00	0,00	0,02	
Zwiebel geröstet	50	48,0	0,10	0,62	0,00	1,42	
Zwiebel gesäuert	30	4,5	0,00	0,00	0,00	0,01	
Zwiebel getrocknet	25	73,3	0,00	0,01	0,00	0,18	
Zwiebelbrot	30	68,4	0,00	0,00	0,00	0,10	
Zwiebelbrötchen	45	108,5	0,00	0,00	0,00	0,16	
Zwiebelwurst	30	79,8	0,88	0,00	0,00	0,14	

Vit K in µg p. P.	Vit B₁ in mg p. P.	Vit B₂ in mg p. P.	Vit B₃ in mg p. P.	Vit B₆ in mg p. P.	Folsäure in µg p. P.	Vit B₅ in mg p. P.	Biotin in µg p. P.	Vit B₁₂ in µg p. P.	Vit C in mg p. P.
3,75	0,06	0,03	0,21	0,08	6,25	0,34	0,63	0,00	66,25
0,25	0,01	0,01	0,01	0,01	0,50	0,02	0,05	0,00	4,64
0,00	0,01	0,02	0,03	0,01	1,00	0,05	0,40	0,00	6,10
0,00	0,00	0,00	0,00	0,00	0,00	0,00	0,00	0,00	0,00
15,00	0,00	0,01	0,06	0,00	0,70	0,01	0,08	0,00	2,25
4,00	0,07	0,03	0,24	0,08	4,00	0,38	0,00	0,00	56,28
0,00	0,00	0,00	0,02	0,01	0,55	0,02	0,25	0,00	6,45
7,50	0,11	0,14	0,60	0,13	27,00	0,12	3,00	0,00	24,00
9,00	0,08	0,11	0,47	0,10	12,00	0,09	3,00	0,00	13,34
0,00	0,00	0,00	0,00	0,00	0,00	0,00	0,00	0,00	0,04
0,00	0,00	0,00	0,00	0,00	0,00	0,00	0,00	0,00	0,00
45,00	0,26	0,23	4,05	0,24	34,50	1,13	4,50	0,00	37,50
137,50	0,31	0,31	5,13	0,31	37,50	1,37	5,75	0,00	46,05
0,00	0,00	0,00	0,00	0,00	0,00	0,00	0,00	0,00	0,00
13,00	0,05	0,11	0,74	0,08	6,00	0,21	3,00	0,00	0,26
3,50	0,02	0,01	0,14	0,02	0,35	0,05	0,04	0,00	1,40
13,75	0,05	0,03	0,41	0,05	0,00	0,16	0,00	0,00	3,03
13,25	0,06	0,04	0,47	0,06	1,75	0,18	0,00	0,00	4,67
12,50	0,03	0,02	0,22	0,03	0,00	0,08	0,00	0,00	1,12
0,50	0,00	0,00	0,01	0,00	0,00	0,00	0,00	0,00	0,04
19,50	0,07	0,10	0,83	0,11	6,00	0,32	3,00	0,00	2,16
20,00	0,08	0,05	0,65	0,08	0,00	0,25	0,00	0,00	4,89
0,50	0,01	0,01	0,13	0,01	0,00	0,00	0,00	0,00	0,00
93,00	0,01	0,01	0,06	0,04	4,20	0,05	1,05	0,00	2,44
104,40	0,01	0,00	0,04	0,03	1,50	0,04	0,90	0,00	1,23
132,50	0,03	0,04	0,37	0,06	5,50	0,07	1,30	0,00	2,77
46,20	0,00	0,00	0,03	0,01	0,90	0,02	0,30	0,00	0,85
844,75	0,07	0,04	0,46	0,28	20,00	0,37	8,25	0,00	8,86
5,70	0,02	0,02	0,22	0,03	1,50	0,06	0,63	0,00	0,09
9,00	0,03	0,02	0,34	0,04	1,35	0,07	0,90	0,00	0,14
27,60	0,10	0,25	1,14	0,11	6,30	0,64	1,50	2,40	0,71

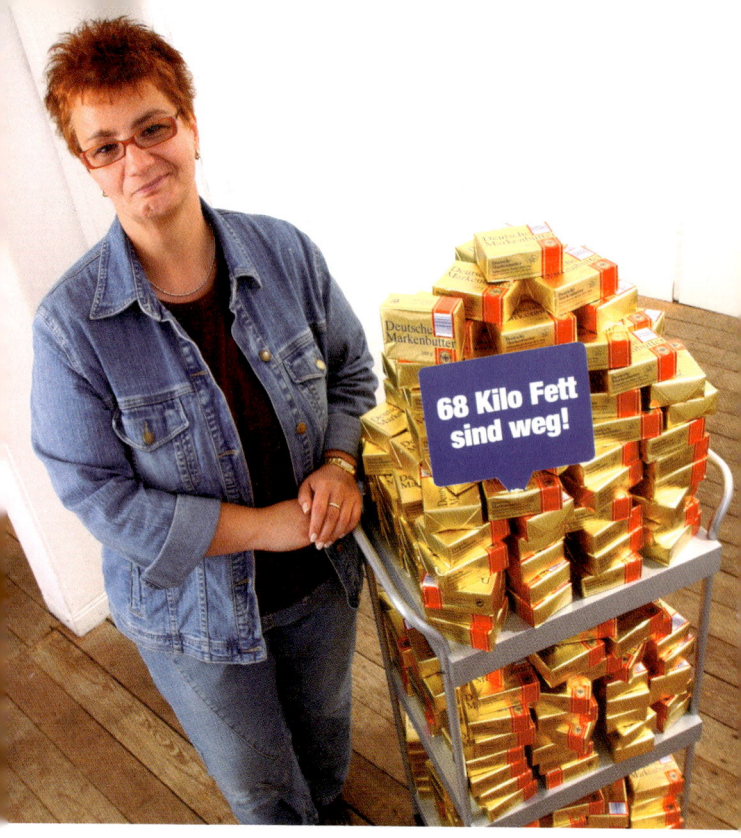

68 Kilo Fett
sind weg!

Hallo, wie viel Kilo weniger hat euer Wunschgewicht?
Bei mir waren's eine ganze Menge! 160 Kilo – noch gar
nicht lange her, dass die Waage mir diese drei Ziffern zeigte.
Mein Alp-Traumgewicht! Dabei hab ich viel dagegen
gemacht, keine Diät war vor mir sicher. Also, von der
Theorie her, was Diäten angeht – ohne mich jetzt in den
Himmel zu heben – konnte mir keiner was vormachen.
Aber nur in der Theorie, in der Praxis eben nicht. Ich hab
sogar im Krankenhaus gelegen und Null-Diät gemacht für
vier Wochen. Damals hab ich gar nichts gegessen, nur
Wasser getrunken. Außerdem durfte ich ab und zu auf den
Heimtrainer. Aber wenn's 5 Kilo war'n am Ende, war's viel.
Dat wenig oder gar nichts essen, bringt es eigentlich gar
nicht. Irgendwann hab ich wieder aufgehört mit jeder Diät –